Abtreibungsüberlebende

Philip G. Ney

Marie A. Peeters-Ney

Abtreibungs-Überlebende

Immaculata Verlag Wien

Bibliografische Information der Deutschen Nationalbibliothek
Die Deutsche Nationalbibliothek verzeichnet diese Publikation in der Deutschen Nationalbibliografie; detaillierte bibliografische Daten sind im Internet über http://dnb.d-nb.de abrufbar

1. Aufl. 2014
Umschlagfotos: ClipDealer.com
Gesamtherstellung: Müller/Sproski
ISBN-13: 978-3-9503846-0-4

Weitere Infos bei:
Johannes Josef Bucher
Immaculata Verlag
St. Julienstraße 17
A 5020 Salzburg
Fon +43 / (0)699 - 12 35 25 35
www.immaculata.at
office@immaculata.at

Inhalt

Zur Einführung

Bei weitem nicht alle Bücher öffnen einem die Augen. Das vorliegende Buch tut's. Es hat nichts Marktschreierisches und nichts Sensationelles. Es ist geschrieben aus einer Haltung, die zwei Momente glücklich vereint: Seriöse Wissenschaftlichkeit und tiefempfundene Mitmenschlichkeit. Zur Sprache kommt dabei ein Thema, welches im wahren Wortsinn ein verdrängtes ist: Das Thema der Abtreibungsüberlebenden.

Mit diesem Begriff bezeichnen der Kinderpsychiater Philip G. Ney und seine Frau, die Ärztin Marie A. Peeters-Ney, all die Personen, die, aus welchen Gründen immer, eine Abtreibung überlebt haben. Danach ist beispielsweise ein Abtreibungsüberlebender ein Kind, welches in eine Familie hineingeboren wird, in der eine oder mehrere Abtreibungen stattgefunden haben. Warum hat besagtes Kind überlebt, während seine Geschwister durch Abtreibung getötet worden sind?

Die Neys haben in jahrzehntelanger Forschung die Symptome mit Krankheitswert von Abtreibungsüberlebenden analysiert und gaben schließlich dem Symptomenkomplex die Bezeichnung: PASS – Post-Abortion Survivor Syndrome (das Syndrom der Abtreibungsüberlebenden). Welche pathologischen Konsequenzen hat das Faktum der geschehenen Abtreibung auf diejenigen, die der Abtreibung entkommen sind?

Welche Auswirkungen hat es auf Kinder, wenn man sie, die geborenen, zu sogenannten »Wunschkindern« stilisiert, d. h. zu Kindern, die deswegen das Licht der Welt erblicken dürfen, weil sie erwünscht sind – was einschließt, daß es offensichtlich andere Kinder gibt, die nicht erwünscht, keine Wunschkinder sind und daher beseitigt werden dürfen? Welche globalen Auswirkungen hat das Phänomen der globalen Abtreibung und ihrer Opfer?

Läßt man die Daten und Konklusionen, welche die Neys darlegen, an sich heran, dann ist es ein Schock. Denn aufgrund der vorliegenden Resultate beginnt sich der Blick zu schärfen und man versteht besser, was heute passiert. Zum Beispiel: Warum gibt es die no-future-Generation? Warum grassieren unter Jugendlichen Computerspiele, in denen das Ego-Shooting (das Abschießen von Personen) erklärtes Ziel ist? Wie kommt es, daß Menschen und ganze Bewegungen sich leidenschaftlich für bedrohte Tiere einsetzen, während sie zur selben Zeit den bedrohten Menschen aus dem Blick verlieren? Oder: Woher die Flucht in virtuelle Welten, die Zunahme depressiver Erkrankungen, die vermehrte Bindungslosigkeit, die Scheu vor der Verantwortung, das lauter werdende Plädoyer für die Euthanasie?

Gute medizinisch-psychologische Forschung hat es an sich, daß sie logisch ist und dem Menschen dient. Es bedarf, um sie nachzuvollziehen, keiner akrobatischen Verstandestricks, sondern einfach dessen, was man üblicherweise den gesunden Menschenverstand nennt oder, in theologischer Sprache, den guten Willen. Gute Forschung kommt im besten Sinne dem *common sense* zuhilfe, indem sie, vielleicht zum erstenmal, die Daten und Fakten und Symptome ordnet, klärt, systematisiert und derart das Selbstverständliche aus dem Dunkel ins Licht überführt. Denn gerade die Problematik des PASS betreffend ergibt sich ja ein Doppeltes: Die Fakten sind zugleich offen daliegend und tabuisiert. Und wer weiß, vielleicht sind die Fakten genau deswegen tabuisiert, weil deren Ausmaß horrend ist. Denn das Schreckliche verliert seine Schrecklichkeit nicht dadurch, daß es öffentlichkeitswirksam wie selbstverständlich traktiert wird. Der Horror der Abtreibung wird etwa durch politisch-juristische Spitzfindigkeiten – so die Klausel: straffrei, aber rechtswidrig – nicht aus der Welt geschafft. Ebenso wenig ist zu erwarten, daß an einem Kind, das in einer Familie groß wird, in der eines seiner Geschwister durch Abtreibung getötet wurde, die stattgehabte familiäre Katastrophe sang- und klanglos vorübergeht. Vielmehr gilt, daß in dieser Rabulistik und Augenwischerei der Schrecken bleibt und wächst und die Verdrängung zunimmt. Und doch weiß es im Grunde jeder: Der Schrecken ist ein Schrecken.

Das Ehepaar Ney hat den Mut, die Fakten anzuschauen, das Selbstverständliche anzuschauen, das Tabuisierte anzuschauen. Nicht, daß die Neys auf alles und jedes eine Antwort hätten; aber sie stellen notwendige Diagnosen, sie zeigen Zusammenhänge auf und sie bieten Hilfestellungen an, die eine fundamentale Kurskorrektur ermöglichen. Ihre Ergebnisse sind nicht zum Verstauben in Spezialbibliotheken gedacht. Ihre Ergebnisse stehen da und wollen beherzigt und realisiert werden. *Nobody is an island*, niemand ist eine Insel, heißt es in einer berühmten Meditation John Donnes. Die Opfer der Abtreibung, die Abtreibungsüberlebenden –

dies zeigen Philip und Marie unmißverständlich – sind, auch wenn man sie in den Untergrund schiebt, nicht zu isolieren. Denn sie gehören zu uns.

Wien, 26. April 2014 *Manfred M. Müller*

Cindys Geschichte

Cindy* wurde in der 27. Schwangerschaftswoche im Zuge einer Abtreibung geboren und dann im Lagerraum eines großen städtischen Spitals zum Sterben liegengelassen. Niemand weiß, wer damals das Wiederbelebungsteam rief; bekannt ist nur, daß Cindy vierzig Minuten nach ihrer Geburt in ein Kinderkrankenhaus überführt wurde. Das Trauma der Frühgeburt hat bei ihr eine Kinderlähmung hinterlassen. Sie verbrachte lange Zeit im Kinderkrankenhaus, bevor sie in die erste von vielen Pflegefamilien kam.

Im Alter von fünf Jahren wurde Cindy adoptiert. Sie war ein sehr zurückgezogenes, stilles und teilnahmsloses Kind. »Man sagte uns, sie könne nie mehr sein als jemand, der vor sich hin vegetiert«, erzählt ihre Adoptivmutter. Cindy ist jetzt sieben Jahre alt und ein ganz anderes Kind. Sie hat liebevolle Eltern und engagierte, zärtliche Geschwister, von denen sie viele Liebkosungen empfängt. Ihre Mutter und ihre Lehrerin beschreiben sie als »Sonnenschein«. Es gibt niemanden in der Familie, der fröhlicher und liebevoller ist. Sie lernt jetzt sprechen, und die Fortschritte werden immer größer,

* Mit einem * versehene Namen wurden aus Gründen des Datenschutzes geändert; gleichfalls wurden allzu persönliche Kennzeichen modifiziert.

weil sie von einer Familie umgeben ist, die sich über sie freut.

Cindy hat bereits ein Leben gerettet. Ein junges Mädchen, welches mit der Familie befreundet ist, erfuhr, daß eine ihre Bekannten entschlossen war, ihr Baby abzutreiben. Daraufhin erzählte ihr das junge Mädchen von Cindy, dem fröhlichen Kind, das man zum Sterben liegengelassen hatte; der Gedanke an eine Abtreibung wurde daraufhin fallengelassen, und das Baby kam zur Welt.

Cindys Pflegeeltern sind vor Gericht gegangen, um für den Schaden, welcher Cindy angetan worden war, Entschädigung zu erhalten. Da das Verfahren noch am Laufen ist, können hier keine Details angegeben werden; sie hoffen freilich darauf, daß Cindy finanzielle Unterstützung erhalten wird, wenn sie das Erwachsenenalter erreicht.

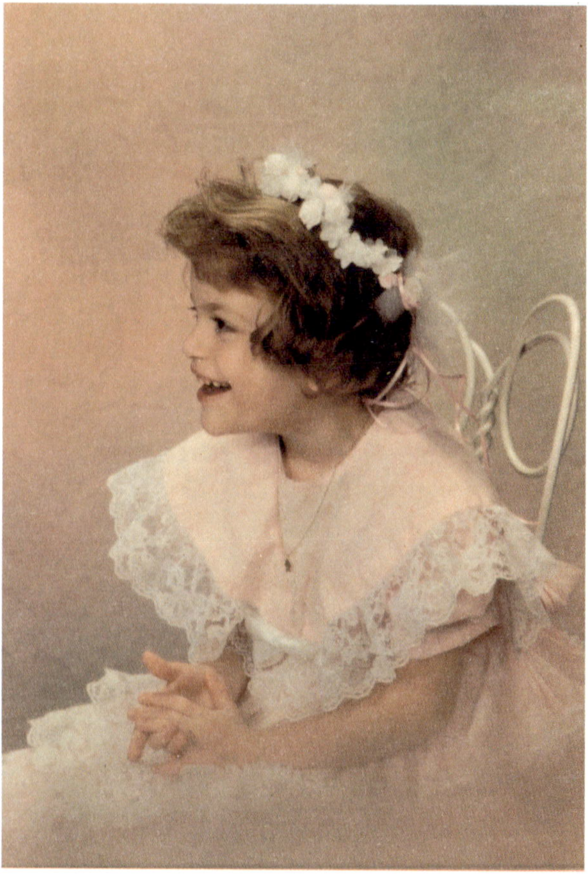

Einleitung

Jeder Mensch hat fast ununterbrochen eine ambivalente Einstellung gegenüber allem. Bezüglich des Lebens und der Lebensführung haben die Menschen gemischtere Gefühle als bezüglich jeder anderen Sache. Abhängig vom Wetter, den Hormonen, dem Beruf, den Auseinandersetzungen mit dem Ehepartner usw. wechseln die Stimmungen; was aber fast jeder an einem gewissen Punkt schon gefühlt hat, ist die Frage: »Welchen Sinn macht es, zu leben?«

Wie jede andere Art von Lebewesen hängt auch der Mensch von feinen ökologischen Gleichgewichten ab, die von Faktoren bestimmt werden, auf welche er oft nur sehr wenig Einfluß hat. Obwohl die Humanökologie robust und gegen viele Angriffe resistent ist, kann sie destruktiv werden und unwiderruflich kippen. Die Tatsache, daß der Mensch, das auf sich selbst reflektierende Lebewesen, sich so schwer tut, selbstzerstörerische Katastrophen vorauszuberechnen und zu vermeiden, ist für Philosophen und Wissenschaftler seit vielen Generationen ein Rätsel.

Es besteht kaum ein Zweifel daran, daß die Menschen sowohl die Neigung als auch die Fähigkeit dazu haben, sich selbst zu zerstören. Ihre Intelligenz scheint sie den frühen Anzeichen gegenüber blind zu machen, daß sie gerade dabei sind, einen weiteren Holocaust von Leid und Tod heraufzubeschwören. Kommt dies daher, daß sie, weil sie viel Wissen haben, meinen, weise zu sein? Sie nehmen enorme Mengen an Information in sich auf, haben aber große Angst davor, eine Wahrheit zu finden, die sie selbst als die eigentlichen Schuldigen identifiziert – und nicht irgendeinen weit entfernten, unschwer auszumachenden Schurken. Der ideale Sündenbock ist unschuldig und hilflos zugleich. Daher müssen Millionen ungeborener Kinder einen qualvollen Tod erleiden, während sie sich im Schoß ihrer Mütter in vermeintlicher Sicherheit wähnen. Diese sinnlose Vernichtung mündet in eine riesige Katastrophe, die sich gerade erst abzuzeichnen beginnt.

Die Wahrheit war noch nie populär. Vielleicht ist sogar eine Tatsache oder eine Meinung umso wahrheitsgemäßer, je unpopulärer sie ist. Aber selbst die unpopulärste oder am meisten politisch unkorrekte Wahrheit kann nicht auf Dauer unterdrückt werden. Sie wird schließlich als allgemeiner Aufschrei an die Oberfläche kommen, und wenn auch nur aus dem Grund, weil sie Leiden vorausahnen läßt bzw. dieses Leiden zum Ausdruck bringt. Schmerz nötigt zur Klage. Allzu oft wird sie nicht ausgedrückt oder nicht gehört – bis es schließlich zu spät ist, das Geschwür zu heilen, das zugrunde liegt.

Es gibt unterschiedliche Gruppen von Menschen, die – sei es durch Zufall, sei es aus freien Stücken – überlebten, während viele andere starben. Es gibt etwa Überlebende von Unfällen, Wirbelstürmen, explodierenden Minen oder Völkermorden. Abtreibungsüberlebende jedoch unterscheiden sich von jenen grundlegend. Sie überlebten, derweil ihre Eltern sich dafür entschieden, eines ihrer Geschwister zu töten. Kann man sich etwas Erschreckenderes oder Verwirrenderes vorstellen? Abtreibungsüberlebende finden es bezeichnenderweise äußerst schwierig, ihr »glückliches Geschick« zu würdigen oder gar zu genießen. Wie viele der anderen Typen von Überlebenden haben auch sie oft das Gefühl, sie sollten eigentlich tot sein. Aber sie sind jung. Sie wollen jemand sein, sie wollen, daß man sie schätzt. Doch wie soll ein Abtreibungsüberlebender die Fürsorge seiner Eltern annehmen, die so herzlos gewesen sind, eines ihrer Babys zu töten? Dies sind nur einige der nicht nachvollziehbaren Konflikte, für die Abtreibungsüberlebende irgendwie eine Lösung finden müssen.

Millionen unschuldiger, ungeborener Menschen, die noch keine Stimme haben, zu töten und dies unter dem Vorwand, man täte es aus guten oder therapeutischen Gründen, ist, wenn man es ehrlich betrachtet, eine äußerst bestürzende Situation, der sich die Leute nicht stellen wollen. Die Menschen sind die einzige Spezies, welche ihre eigenen Nachkommen systematisch und grausam umbringt. Ist es da verwunderlich, daß das Verknüpfen dieser beiden antagonistischen Tatsachen, Abtreibung und Überlebende, nicht nur unpopulär ist, sondern als subversiv angesehen wird? Als das Problem der Abtreibungsüberlebenden zum ersten Mal wissenschaftlich beschrieben wurde[1], gab es große Empörung, aber noch häufiger verlegenes Schweigen.

---

1 Ney, P. G. (1980), *A consideration of Abortion Survivors*, First World Congress of Victimology, Washington D. C.

Ein jeder sollte mal gut zuhören! Wir ignorieren die Existenz, die Misere und die zugrundeliegenden Probleme von Abtreibungsüberlebenden auf unsere eigene Gefahr hin. Wir mögen zwar ungeborene Kinder töten und ihre Leichen entsorgen, um den Schmerz, den sie erduldeten, derart zu verdrängen. Aber ihre überlebenden Geschwister sind da und leben. Sie werden uns alle durch ihre Gegenwart an den schlimmsten Teil von uns selbst erinnern, noch dann, wenn sie nie ein Wort sagen sollten. Kein Wunder also, daß die Welt sie ignorieren oder zum Schweigen bringen will.

Die Tendenz, diese Überlebenden zu Sündenböcken zu machen, kann nicht übergangen oder wegerklärt werden. Es scheint, daß niemand etwas von Abtreibungsüberlebenden oder über Abtreibungsüberlebende hören will. Aber nach und nach werden der Schmerz und das wachsende Bewußtsein über die Ursache des Schmerzes die Abtreibungsüberlebenden dazu bringen, ihre Klagen zu äußern.

Auch wenn die Welt uns nicht zuhört, wenn wir in dieser Handreichung kurz und keineswegs erschöpfend erklären, wer Abtreibungsüberlebende sind, warum sie solche Qualen empfinden und warum sie derart an ihrem Leben leiden, werden die Abtreibungsüberlebenden gleichwohl gehört werden. Sie wollen leben und sich des Lebens erfreuen, sind aber mit fast unüberwindlichen Hindernissen konfrontiert, die aus ihren existentiellen Zwangslagen resultieren. Sie schreien gleichsam: »Warum haben meine Eltern beschlossen, daß ich leben soll, und warum haben sie mein kleines, süßes Geschwisterchen brutal ermordet?« Die Welt muß darauf antworten. Denn in diesen Antworten liegt die Wurzel der menschlichen Existenz.

Dieses kleine Buch unternimmt den Versuch, dem Schmerz eine Stimme zu geben und die Enttäuschung der Abtreibungsüberlebenden zu erklären. Ihre immense Wut und Hoffnungslosigkeit, hervorgerufen durch Ignoranz, Egoismus und entmenschlichende Haltungen, welche schließlich in der Abtreibung resultierten, können nur von ihnen selbst angemessen zum Ausdruck gebracht werden. Gott beschützte sie; jetzt haben sie Gott und der Menschheit gegenüber die Verpflichtung, der Welt ins Gesicht zu schreien: »STOP! Ihr tötet die ungeborenen Kinder, damit bringt ihr uns alle um!«

Bin ich ein Abtreibungsüberlebender?

Patient: *Herr Doktor, ich bin so verzweifelt. Die meiste Zeit bin ich niedergeschlagen, oft denke ich an Selbstmord, habe aber Angst vor dem Tod. Ich kann das Leben nicht genießen. Vielleicht sollte ich nie gelebt haben.*

Ich weiß, daß ich meine Talente und Möglichkeiten nicht gut genützt habe. Ich war schon immer so drauf, aber jetzt, wo ich meinen Job verloren habe, läuft's wirklich arg. Ich frage mich ständig, ob mich die Menschen wirklich mögen, und habe schreckliche Angst davor, sie könnten mich ablehnen. Ich vertrau' den Leuten nicht, am allerwenigsten meinen Eltern. Manchmal habe ich das seltsame Gefühl, daß kleine Geister mich bedrängen. Offen gesagt, ich habe nicht das Gefühl, daß ich's verdiene zu leben. Was ist los mit mir? Verlier' ich den Verstand?

Arzt: Da aufgrund meiner Untersuchungen andere mögliche Ursachen für Ihre Beschwerden ausgeschlossen werden können, frage ich mich, ob es möglich ist, daß Ihre Mutter eine Abtreibung hatte. Sollte das zutreffen, dann wären Sie ein Überlebender. Alle Ihre Gefühlsverwirrungen, Ihre Zweifel, Ängste und selbstzerstörerischen Tendenzen ließen sich durch die Tatsache erklären, daß Ihre Mutter eines Ihrer Geschwister abgetrieben hat oder erwogen hat, Sie selber abzutreiben.

Patient: *Sie könnten recht haben. Ich habe diese Probleme mein ganzes Leben lang. Ich hab' gerade herausgefunden, daß meine Mutter eine Abtreibung hatte. Ich hab's schon länger vermutet. Ich erinnere mich, daß meine Eltern, als ich noch ein Kind war, heimlich darüber redeten, daß meine Mutter schwanger sei, und darüber, was sie nun tun sollten. Ich war überrascht, als ich dann keinen kleinen Bruder, keine kleine Schwester bekam, aber ich getraute mich nicht zu fragen, was geschehen war. Das Thema Abtreibung kam in einem Gespräch auf, das ich neulich mitbekam. Meine Mutter teilte einer Freundin mit, sie habe eine Abtreibung gehabt; sie bestand aber darauf, sie habe keine Probleme damit. Mir ist nicht klar, warum ihre Abtreibung für mich ein Problem sein soll, schließlich trete ich entschieden für das Recht der Frau ein, selbst entscheiden zu können.*

Arzt: Menschen, die große Katastrophen oder Todesfälle in der eigenen Familie überlebt haben sowie Menschen, die Todeslager oder Hungersnöte überlebt haben, fragen sich oft, warum ausgerechnet sie am Leben geblieben, während andere gestorben sind. Diese Auswirkung scheint sogar dann einzutreten, wenn man nicht gänzlich darüber Bescheid weiß, auf welche Weise man nun ein Überlebender ist.

Patient: *Schön und gut, ich denke, ich hatte einfach Glück. Mir wird klar, daß sie auch mich hätten abtreiben können. Ich wurde kurz nach der Hochzeit meiner Eltern gezeugt, aber ich weiß, daß sie mich wollten. Sie haben mir das oft gesagt, ich sei ein Wunschkind. Weil sie mich wollten, darum bin ich heute hier; aber das ist nicht gerade sehr beruhigend.*

Arzt: Ich frage mich, wie Sie sich mit diesem Wissen fühlen? Daß Sie leben, weil Sie ein Wunschkind sind, während Ihr Bruder bzw. Ihre Schwester tot ist, weil er bzw. sie unerwünscht war.

Patient: *Eigentlich sollte es wunderbar sein, ein Wunschkind zu sein. Aber manchmal, sogar jetzt, frage ich mich, was wohl geschehen wäre, wenn ich unerwünscht gewesen wäre. Ich frage mich, was wohl geschehen mag, wenn die Menschen mich plötzlich nicht mehr mögen. Ich strenge mich furchtbar an, beliebt zu sein. Vermutlich kommt das daher, weil ich erwünscht sein muß. Ich schaue mir ständig selbst über die Schulter, um mitzubekommen, wie die Leute auf das reagieren, was ich mache. Wenn niemand was dazu sagt, kann ich mir über den Wert meiner eigenen Anstrengungen nicht sicher sein. Selbst wenn ich weiß, daß die Leute nicht mögen, was ich gemacht habe, dann ist das allemal noch besser, als überhaupt nicht zu wissen, wo ich dran bin.*

Arzt: Sie haben erwähnt, wie verunsichert Sie sich fühlen, und daß Sie sich fragen, ob Sie überhaupt am Leben sein sollten. Dieses Gefühl haben normalerweise Menschen, die überlebt haben. Sie spüren häufig, daß sie es nicht verdienen, am Leben zu sein; daß der Mensch, der starb, das Leben eher verdient hätte, aber an ihrer Stelle gestorben ist. Abtreibungsüberlebende fragen sich, warum das Schicksal oder Gott sie für's Leben auswählte. Sie haben das Gefühl, daß sie jetzt ein besonderes Leben führen müssen, um sich der Entscheidung ihrer Eltern, sie am Leben zu lassen, würdig zu erweisen.

Patient: *Sie haben recht. Ich spüre diese enorme Belastung. Was immer meine Eltern von einem Kind erwarten könnten – in allem muß ich der Beste sein. Es ist fast so, als müßte ich was kompensieren. Während meiner Teenagerjahre hab' ich mich wirklich angestrengt, es ihnen recht zu machen. Schließlich gab ich's auf und wurde unerträglich rebellisch. Nicht, daß sie so kritisch gewesen wären. Es war einfach dieses Gefühl, ihrer ganzen Liebe und Aufmerksamkeit unwürdig zu sein. Jetzt erkenne ich, daß das womöglich mit dem Wissen in Zusammenhang steht, daß mein Bruder oder meine Schwester gestorben ist, obwohl er oder sie nichts falsch gemacht hatte. Übrigens bin ich mir ziemlich sicher, daß es eine Schwester war. Ich wollte immer eine Schwester haben.*

Arzt: Viele Abtreibungsüberlebende hassen es, daß sie nur deswegen am Leben sind, weil sie »erwünscht« waren. Ihr Leben hängt gleichsam an einem dünnen, seidenen Faden.

Patient: Ich habe mich oft gefragt, warum ich auf meine Eltern so wütend war. Sie versuchten in ihrer unbeholfenen Art, mir das Gefühl zu geben, erwünscht zu sein; aber nun sehe ich, in welch' ein fürchterliches Dilemma mich das gebracht hat. Denn es ist doch offensichtlich so: Wenn das erste Recht eines Kindes darin besteht, »erwünscht« zu sein, dann hat es keine Existenzberechtigung mehr, sobald es unerwünscht ist.

Wenn meine Mutter oder mein Vater wütend wurde, hatte ich das Gefühl, es läge daran, weil sie mich nicht wollten. Ich erinnere mich, daß ich dachte, sie könnten beschließen, mich auf die eine oder andere Art loszuwerden. Kein Wunder, daß ich so oft über den Tod nachgedacht habe. Ich wünschte, sie hätten einmal so etwas gesagt wie: »Ganz egal, ob wir dich wünschten oder nicht, du bist auf dieser Welt willkommen.«

Die andere Sache, die mich als Kind wirklich bedrückt hat, war der gefühlsmäßige Drang, immer in ihrer Nähe bleiben zu müssen. Es war beinahe so, als hätte ich nicht glauben können, sie würden immer noch da sein, wenn ich zurückkäme. Vielleicht liegt das daran, daß ich nicht sicher war, ob sie mich dann noch immer wollten. Ich denke, ich war nicht überzeugt von ihrer Liebe zu mir, wiewohl sie angestrengt versuchten, mir eben diese Liebe zu bezeigen.

Arzt: Abtreibungsüberlebende entwickeln eine Art angstvoller Bindung an ihre Eltern. Diese unsichere Bindung folgt zu einem Teil aus der ständigen Sorge des Kindes, ob es immer noch »erwünscht« ist. Zum anderen Teil kommt es von der Tatsache, daß viele Eltern nach einer Abtreibung (oder mehreren Abtreibungen) Schwierigkeiten haben, zu den nachgeborenen Kindern eine emotionale Bindung aufzubauen. Mütter, die schon ein Kind abgetrieben haben, tun sich unter Umständen auch schwerer damit, die nachgeborenen Kinder zu berühren und zu stillen. Die schwache emotionale Bindung wiederum setzt Kinder dem erhöhten Risiko aus, mißbraucht oder vernachlässigt zu werden. Die angstvolle Bindung ihrerseits bewirkt, daß Kinder »Kletten« werden. Wenn Kinder allerdings das Gefühl haben, sie müßten sich an ihre Eltern festklammern, dann schränkt dies ihren kindlichen Forscherdrang ein, der jedoch, wie wir heute sehr gut wissen, für die gesunde Entwicklung des kindlichen Selbstbildes und seiner Intelligenz notwendig ist.

Patient: *Jetzt, wo Sie das sagen – ich habe mich immer gefragt, warum ich nicht in der Lage war, meine Ausbildung abzuschließen oder wirklich an die Grenzen meiner Fähigkeiten zu gehen. Ich bin allem gegenüber ziemlich passiv. Ich schmeiße immer dann alles hin, wenn ich kurz vor'm Erfolg stehe. Ich glaube nicht, daß ich irgendetwas wirklich gut kann. Ich fühle mich schuldig, daß ich nicht das aus mir heraushole, was in mir steckt.*

Als ich ein Teenager war, waren Beziehungen ein echtes Problem für mich. Ich war Mitglied einer Bande, weil ich das Gefühl hatte, auf meine Eltern nicht zählen zu können. Ich glaubte nicht, all die Sachen, die sie mir andauernd gaben, verdient zu haben. Ich hatte sie im Verdacht, daß sie versuchten, mir ihre Liebe zu beweisen, in Wirklichkeit jedoch mir meine Existenz übelnahmen. Ich begann, Drogen zu nehmen, hauptsächlich deshalb, weil ich nicht über mein Leben nachdenken wollte, darüber, ob ich tot oder am Leben sein sollte. Ich vertraue praktisch keinem Erwachsenen. Es ist wirklich hart, wenn man niemanden hat, dem man vertrauen kann. Mit meinen Eltern konnte ich nie reden. Ich wollte sie so vieles fragen, zum Beispiel: »Wie konntet ihr ein hilfloses Kind töten?« oder »Warum habt ihr nicht auch mich abgetrieben?« Hat das auch damit zu tun, daß ich ein Abtreibungsüberlebender bin?

Arzt: Sie fangen an, die Zusammenhänge zu erkennen: Wenn Sie sich schuldig fühlen, weil Sie am Leben sind, können Sie nicht voll am Leben teilhaben. Wenn Sie sich Sorgen darüber machen, daß ein Schicksalsschlag Ihrem Leben ein Ende setzen könnte, werden Sie keine Zukunftspläne machen, sondern eher in den Tag hineinleben. Zu Ihren Schuldgefühlen, überlebt zu haben, kommt dann noch die Empfindung einer ontologischen, seinsmäßigen Schuld hinzu: Sie fühlen sich schuldig, am Leben zu sein, *und* schuldig, nichts aus Ihrem Leben zu machen.

Patient: *Es gibt Zeiten, da habe ich das Gefühl, als würde ich mit einem Todesurteil leben, welches noch nicht vollstreckt ist. Ich fühle mich so, als hätte ich sterben sollen, nicht mein Bruder oder meine Schwester. Und weil ich eigentlich hätte sterben sollen, darum wird mich irgendetwas oder irgendjemand plötzlich töten. Manchmal fühlte ich mich so elend, daß ich sterben wollte, aber wenn ich an Selbstmord dachte, dachte ich auch an meine tote Schwester, und das hat mich wirklich erschreckt.*

Die Drogen halfen mir nicht. Ich wollte »high« sein, um der Wirklichkeit zu entfliehen und um rauszukommen aus dem ständigen Im-Kreis-herum-Denken. Jede Ausflucht schien mir besser als das, was ich durchmachte. Ich frage mich, ob meine Eltern darüber diskutierten, mich abzutreiben oder nicht. Der Gedanke, daß sie sich zusammensetzten und über das Leben eines unschuldigen Kindes Gericht hielten, ist schrecklich, zumal das Kind ja weder sprechen noch sich verteidigen konnte. Eines Tages werde ich sie fragen, ob sie überlegten, mich abzutreiben. Einige Dinge muß ich einfach wissen.

Arzt: Sie reden so, als wäre es Ihnen teilweise bewußt, daß es da Geheimnisse gibt über die Abtreibung Ihrer Mutter und über Ihre eigene mögliche Abtreibung. Ich vermute, daß es sich hier nicht um wirkliche Geheimnisse handelt, sondern um Pseudo-Geheimnisse, um Themen, über die Sie in einem unbewußten stillen Einverständnis mit Ihren Eltern einfach nicht sprachen – vielleicht, weil Sie Ihre Eltern nicht aufregen wollten. Ihr Überleben hing ja schließlich davon ab, Eltern zu haben.

Patient: Das stimmt. Es gab Zeiten, da wollte ich mehr über meine Mutter und über mich selbst herausfinden. Ich bekam jedoch den Eindruck, ich weiß nicht, wie, daß bestimmte Themen bei ihr großen Schmerz auslösen würden. Sie war nie eine besonders starke Person. Mein Vater und sie führten keine gute Ehe. Tatsächlich ließ sie sich vor einigen Jahren von meinem Vater scheiden, seitdem bin ich selten zu Hause. Ich will einfach nicht, daß sie wegen mir niedergeschlagen ist, und ich frage mich, ob sie überhaupt in der Lage wäre, darüber zu reden. Aber wahrscheinlich wäre sie all die Jahre in einer besseren Verfassung gewesen, wenn sie darüber geredet hätte.

Arzt: Wenn Sie keine kritischen Fragen über's Leben stellen dürfen, dann ist Ihr natürlicher Wissensdrang hinsichtlich etlicher Dinge eingeschränkt. Ich nehme an, daß Sie auch immer gut aufpassen mußten, was Sie sagten. Sie wollten nicht, daß Ihnen etwas rausrutscht, was Ihre Mutter hätte traurig oder ärgerlich machen können, oder was bewirkt hätte, Sie abzulehnen.

Patient: In meiner Kindheit gab's viele Dinge, die ich wissen wollte, aber ich hatte das Gefühl, daß ich meine Eltern nicht fragen sollte. Es hätte so gut getan, wenn sie mir erlaubt hätten, über alles und jedes zu reden und Fragen zu stellen. Ich paß' noch immer auf, was ich sage. Ich hasse es, jemanden aufzuregen. Meine Gedanken einfach frei herauszulassen – da bin ich dermaßen behindert, daß ich manchmal sogar stottere.

Arzt: Ich vermute mal, daß die Tatsache, ein Abtreibungsüberlebender zu sein, auch Ihre Gefühle hinsichtlich Ihres Vaters beeinflußt hat.

Patient: Das haben Sie richtig vermutet. Ich hab' meinen Vater nie gemocht. Er war immer so ein Waschlappen. Er war nie wirklich für mich da. Er dachte immer nur an seine Arbeit. Er war überhaupt kein Vorbild. Darüberhinaus hab' ich ihm nie vertraut. Wie kannst du jemandem vertrauen, der deine Mutter genau dann im Stich ließ, als sie ihn am meisten brauchte? Weil er abhaute, darum dachte meine Mutter, sie sollte meinen kleinen Bruder abtreiben. Übrigens, jetzt, wo ich mehr darüber rede, bin ich mir ziemlich sicher, daß es ein Bruder war – wie ich darauf komme, weiß ich nicht genau. Als Kind habe ich jedenfalls oft mit einem Bruder gespielt, der nur in meine Phantasie existierte.

Arzt: Vielleicht hatte Ihre Mutter zwei Abtreibungen. Es ist nicht ungewöhnlich, daß sich Abtreibungsüberlebende Geschwister oder Spielkameraden ausdenken. Ihre Schwierigkeiten, als Kind mit Ihren Eltern in eine gesunde Beziehung einzutreten, haben sich womöglich auf Ihr Erwachsenenleben übertragen. Es würde mich nicht überraschen, wenn Sie sich schwertun, Männern oder Frauen zu vertrauen, zumal wenn es um Themen geht, über die diese nicht offen reden wollen.

Patient: So viel steht fest, ich vertraue keinen Frauen. Ich hatte viele Freundinnen, aber irgendetwas scheint immer schiefzugehen. Ich vermute, ich habe Wärme und Geborgenheit gesucht, die mir eine Frau geben könnte. Obwohl ich jetzt glücklich verheiratet bin, frage ich mich immer noch, ob meine Frau, wenn sie schwanger wäre, unser Baby abtreiben könnte, ohne es mir zu sagen. Es gibt viele Dinge, über die wir nicht miteinander reden. Vielleicht ist in ihrer Familie dasselbe passiert. Ich weiß, daß sie keine schöne Kindheit hatte. Ich würde sie so gerne wirklich verstehen können.

Aber auch Männern vertraue ich nicht. Ich kann nicht glauben, daß sie in der Lage sind, Frauen in kritischen Situationen zu unterstützen. Ich weiß, Männer haben vorm Gesetz kein Recht darauf, Frauen an einer Abtreibung zu hindern, nur versteh' ich nicht, warum sie nicht wenigstens versuchen, da einzugreifen. Mir leuchtet auch ein, warum ich von mir selbst als Mann keine hohe Meinung habe.

Arzt: Abtreibungsüberlebende versuchen oft, ihre Kinder vor unvorhersehbaren Gefahren zu beschützen und werden dadurch überfürsorglich.

Patient: Das ist wahr. Ich untergrabe das Selbstvertrauen meiner Kinder, indem ich sie immer wieder ermahne, nur vorsichtig zu sein. Ich mag's nicht, wenn sie bei Freunden übernachten oder auf Sommerlager fahren.

Arzt: Wenn Sie möchten, daß Ihre Kinder eine offenere und sicherere Kindheit haben als Sie selber, dann schlage ich Ihnen vor: Hören Sie zuallererst damit auf, ihnen zu erzählen, sie seien erwünscht gewesen. Betonen Sie die Tatsache, daß sie auf dieser Welt willkommen sind, daß sie in Ihrem Zuhause, in Ihrer Familie, in Ihrem Herzen willkommen sind, genauso, wie sie sind, egal ob erwünscht oder nicht.

Patient: Das ist ein guter Rat, Herr Doktor. Soll ich ihnen sagen, daß ihr Onkel von ihrer Großmutter getötet worden ist? Ich vermute mal, sie werden dann kein Wort mehr mit ihr reden.

Arzt: Das ist eine schwierige Frage. Ich denke, Sie haben aus Ihrer Kindheit gelernt, daß es nicht gut ist, Geheimnisse für sich zu behalten, nur um Aufregungen bei sich selbst und bei anderen zu vermeiden. Es gibt nur ganz wenige echte Geheimnisse in einer Familie. Die meisten von ihnen sind Pseudo-Geheimnisse. Sie merken jetzt, wie schädlich es für ein Kind ist, wenn es versuchen muß, Pseudo-Geheimnisse zu wahren. Kinder sollten Informationen bekommen – so viele, wie sie brauchen, und zu dem Zeitpunkt, an dem sie sie brauchen. Beantworten Sie einfach ihre Fragen, wenn sie sie stellen. Sie müssen ihnen nicht gleich die ganze Geschichte erzählen; behandeln Sie das Thema viel eher beiläufig in einem Alltagsgespräch. Ich glaube, das erste, was Sie tun sollten, ist, mit Ihrer Mutter darüber zu reden. Sie wird vermutlich anfänglich abblocken, dann ärgerlich sein. Aber wenn Sie mit Feinfühligkeit daran festhalten, wird sie – so denke ich – die Gelegenheit begrüßen, über ihre Abtreibung reden zu können. Das Geheimnis ist für sie genauso zerstörerisch gewesen wie für Sie selbst. Wahrscheinlich wird sie professionelle Beratung benötigen. Auch Ihr Vater sollte einbezogen werden.

Patient: *Warum fällt es mir so schwer herauszufinden, wer ich eigentlich bin?*

Arzt: Wenn sich jemand schuldig fühlt, weil er am Leben ist, und Angst davor hat, zufällig ein schreckliches Geheimnis zu entdecken, dann wird er keine Fragen über die Welt und über sich selbst stellen. Wenn er jedoch keine Fragen über sich selbst stellt, dann werden ihm die Leute auch keine korrigierenden Rückmeldungen geben. Da er so erpicht darauf ist, erwünscht zu sein, spüren seine Freunde, sie sollten ihm nur positive Feedbacks geben. Und der Betreffende wird dann den Verdacht nicht los, daß man ihm genau das sagt, was er hören will, nicht jedoch das, was ihm not täte.

Patient: *Ich habe das Gefühl, in wichtigen Bereichen meiner Kindheit zu kurz gekommen zu sein. Gibt es irgendeine Chance, daß ich nachholen kann, was ich verloren habe?*

Arzt: Es ist unmöglich, als Erwachsener wiederzufinden, was man als Kind an Wesentlichem nicht bekommen hat. Ihre Mitmenschen werden Sie jetzt nicht auf die Weise umsorgen, anleiten und beschützen, die Sie als Kind gebraucht hätten. Ihre Frau und Ihre Freunde wollen nicht Ihre Eltern sein. Was Sie tun müssen, ist: Sie müssen Trauerarbeit leisten, indem Sie die Kindheit, die Sie hätten haben sollen, betrauern, und ebenso die Person, die aus Ihnen hätte werden sollen. Und das ist viel schwieriger, als Sie glauben.

Patient: *Werde ich je darüber hinwegkommen? Ich habe diese selbstzerstörerischen Gedanken satt. Ich will lieben lernen. Ich will wissen, wer ich bin. Ich will all' meine Fähigkeiten entfalten.*

Arzt: Das ist schon mal ein guter Start. Es muß freilich noch mehr getan werden, und Sie werden sehen, daß es nicht einfach ist, alle diese inneren Konflikte zu lösen. Ich bin froh, daß Ihre Frau Sie unterstützt. Ich hoffe, daß auch Ihre Freunde und Ihr Pfarrer Verständnis zeigen.

Patient: *Ich befürchte, daß das, was mir zugestoßen ist, auch meine Familie belastet.*

Arzt: Wenn es solche Wirkungen auf Sie hat, beeinflußt es natürlich auch Ihre Angehörigen. Sie werden mit ihnen so ehrlich wie möglich darüber zu sprechen haben, daß Sie ein Abtreibungsüberlebender sind. Je sicherer Sie sich Ihrer eigenen Identität und der Bedeutung Ihrer Persönlichkeit sind, desto eher werden sich Ihre Kinder an Ihrem guten Benehmen ein Vorbild nehmen können. Dementsprechend werden Sie dann nicht mehr so viel Zeit dafür aufbringen müssen, sie zu belehren und zu korrigieren. Und Ihre Frau wird sich nicht länger dafür schuldig fühlen, daß sie die Bedürfnisse Ihrer Kindheit nicht erfüllen kann. Sobald Sie die Person, die Sie hätten werden können, betrauert haben, werden Sie entdecken, daß Ihre Frau Ihnen mehr von dem gibt, was Sie wirklich brauchen, als Sie je zuvor bemerkt haben.

Patient: *Ich würde wirklich gerne diese Last von unerfüllbaren Erwartungen abwerfen. Am liebsten wäre mir, meine Eltern würden sie zurücknehmen. Ich kann mich nicht weiterhin dafür bemitleiden, daß ich am Leben bin. Wenn meine Eltern von mir enttäuscht sind und in mir einen schwachen Ersatz sehen für das Kind, welches sie abgetrieben haben, so ist das nicht meine Schuld. Es wird schwierig sein, ihnen zu vergeben, solange sie nicht um Verzeihung bitten. Ich habe oft versucht, ihnen zu vergeben, aber ohne Erfolg. Vielleicht sollte ich alle Verletzungen und Ängste, die sie verursacht haben, niederschreiben und dann meine Eltern bitten, sich für eine jede zu entschuldigen.*

Arzt: Der Prozeß der Versöhnung ist kompliziert, aber für Ihre Gesundheit und Ihr Wohlbefinden ist es wesentlich, daß Sie vergeben und Vergebung empfangen. Sicher leuchtet Ihnen ein, wie wichtig ein klares und ehrliches Gespräch mit Ihren Eltern ist. Das ist ungeheuer schwer, wenn man einander nicht vergeben kann.

Patient: *Ich frage mich, wie es wohl all den Millionen Kindern geht, die wie ich einen Bruder oder eine Schwester durch Abtreibung, Fehlgeburt, Totgeburt oder einen tödlichen Unfall verloren haben. Gibt es hier unterschiedliche Auswirkungen, je nachdem, welcher Schwangerschaftsverlust vorliegt?*

Arzt: Kinder, die durch Totgeburt, Fehlgeburt, Unfall oder auch Krankheit umgekommen sind, sind durch Ereignisse getötet worden, auf die ihre Eltern keinen oder nur wenig Einfluß hatten. Kinder, die durch Abtreibung sterben, werden genau von den Menschen getötet, die vorgeben, ihre Familie zu lieben. Aus diesem und vielen anderen Gründen ist es für Abtreibungsüberlebende viel schwieriger, mit der Tatsache umzugehen, daß sie auserwählt wurden, am Leben zu bleiben.

Patient: *Es wird wohl noch andere Arten von Abtreibungsüberlebenden geben.*

Arzt: Ja, es gibt zehn Kategorien von Abtreibungsüberlebenden. Sie alle haben ähnliche Probleme: Sie fühlen sich schuldig, am Leben zu sein; haben Angst davor, »unerwünscht« zu sein; haben Schwierigkeiten, Beziehungen einzugehen, sowie Probleme damit, ihr Potential zu entfalten. Sie haben Zukunftsängste, tragen schwer an Erwartungen, die sie nicht erfüllen können, mißtrauen ihren Eltern, sind wütend auf Autoritätspersonen, und vieles mehr. Man unterscheidet die folgenden zehn Typen von Abtreibungsüberlebenden:

1. Kinder, die statistisch gesehen nur eine geringe Chance hatten, die Schwangerschaft zu überleben. In einigen osteuropäischen Ländern haben Kinder schätzungsweise eine Chance von etwa 20 %, die Schwangerschaft zu überleben.

2. Kinder, deren Eltern ihre Abtreibung ernsthaft erwogen haben.

3. Kinder, die einen Bruder oder eine Schwester oder beides hatten, die vor oder nach ihrer eigenen Geburt abgetrieben wurden.

4. Kinder, denen mit Abtreibung gedroht wurde. In meiner Praxis habe ich nicht selten zu hören bekommen: »Du mieses, undankbares Kind! Ich hab' mich abgerackert und für dich gespart, aber du machst nichts aus deinem Leben. Ich hätte dich abtreiben sollen!«

5. Kinder, die aufgrund einer Behinderung oder wegen des »falschen« Geschlechts oder ihrer Herkunft aus einer Mischehe beinahe abgetrieben worden wären. Kinder mit Entwicklungsstörungen fragen sich häufig, ob ihre Eltern sie abgetrieben hätten, wenn sie von der Behinderung gewußt hätten.

6. Kinder, deren Eltern sie abgetrieben hätten, wenn es möglich gewesen wäre, und die nur deswegen nicht abgetrieben wurden, weil das Geld dazu fehlte oder weil die Gesetzeslage dagegen war oder aus irgendeinem anderen Grund.

7. Kinder, deren Eltern sich nicht entscheiden konnten und daher die Abtreibung aufschoben, bis es zu spät dafür war.

8. Kinder, deren Zwilling abgetrieben wurde. Zwillinge haben schon im Mutterleib eine intensive Beziehung zueinander. Wenn einer der beiden abgetrieben wird, fühlt der andere einen entsetzlichen Verlust und ist oft selbstmordgefährdet.

9. Kinder, die einen Abtreibungsversuch durch Kochsalzinjektion, Prostaglandine oder Hysterektomie (operative Gebärmutterentfernung) überlebt haben. Sie leiden an schwerwiegenden psychischen Konflikten, Alpträumen, Identitätsstörungen und Angst vor Ärzten.

10. Die winzigen Kinder, die eine Abtreibung nur für eine kurze Zeit überlebten – um nach der Geburt

liegengelassen zu werden und auf einer kalten Spitalsablage ihr Leben auszuhauchen oder vom Abtreibungspersonal erstickt zu werden.

Patient: Das ist furchtbar. Es muß sehr viele junge Erwachsene heute geben, die zum einen oder anderen Typus von Abtreibungsüberlebenden zählen. Ich frage mich, welche Auswirkungen das auf unsere Welt hat.

Arzt: Da es jährlich etwa 40–50 Millionen Abtreibungen gibt, werden mindestens ebenso viele Menschen jährlich zu Abtreibungsüberlebenden.[2] Ich vermute, daß hier die zugundeliegende Ursache für die weitverbreiteten familiären und sozialen Umwälzungen ist. Es hat einfach weitreichende Auswirkungen, wenn die Hilflosesten umgebracht werden. Wenn dem nicht Einhalt geboten wird, könnte es zur Auslöschung unserer Art führen. Kinder abzutreiben zerstört nämlich das empfindliche Gleichgewicht der menschlichen Ökologie.

Patient: Ich hoffe, daß es für mich nicht zu spät ist, etwas dagegen zu unternehmen.

Arzt: Für einen Versuch ist es nie zu spät. Mal abgesehen davon, ob es Ihnen gelingt oder nicht, die Einstellung der Welt zur Abtreibung zu ändern – Sie können zumindest einige Leben verändern. Was aber am

---

2 Anm. d. Übersetzers: Gemäß einer Studie, die das Medizinjournal *The Lancet* 2007 veröffentlichte, sind im Erhebungszeitraum 2003 weltweit ca. 42 Millionen Abtreibungen (gegenüber 46 Millionen im Jahre 1995) durchgeführt worden; siehe dazu: http://www.thelancet.com/journals/lancet/article/PIIS014067360761575X/abstract

wichtigsten ist: Sie selbst werden »menschlicher« werden. Wir sind schließlich alle durch das Leben eng miteinander verbunden. Wir können es uns nicht gut gehen lassen auf Kosten unseres Nächsten. Wenn wir ihn oder sie lieben, dann lieben wir uns selbst und entdecken, daß das Leben schön ist.

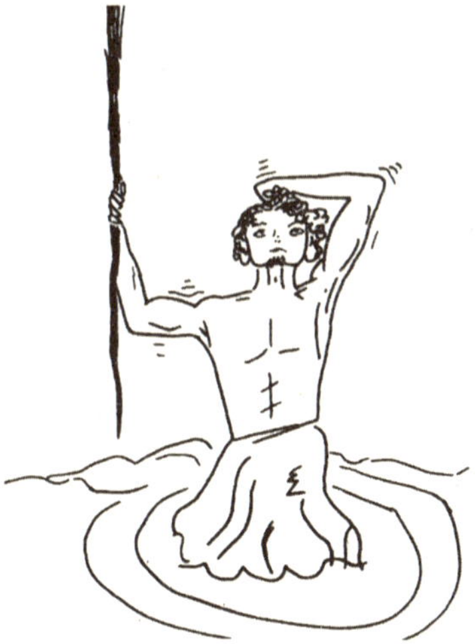

Diese Zeichnung stammt von einem Abtreibungsüberlebenden. Christus reicht ihm ein Rettungsseil, um ihn aus der Grube der Verzweiflung herauszuziehen.

Die zehn (bzw. elf) Typen von PASS (Post-Abortion Survivor Syndrome/Syndrom der Abtreibungsüberlebenden)

Wissenschaftliche Überlegungen

Der Gedanke, daß Menschen leiden, wenn sie in Erfahrung bringen, daß sie beinahe vernichtet worden wären, stößt auf heftigen Widerstand. Und dennoch: Es gibt sie, die Abtreibungsüberlebenden. Und sie werden nicht verschwinden deswegen, weil es mühsam ist, über sie nachzudenken. Ihre Leiden und klinischen Krankheitsbefunde sollten anerkannt und behandelt werden. Sollte dies erfordern, daß wir unseren Blick auf die Welt ändern, dann ist es wahrscheinlich höchste Zeit. Wenn nämlich unsere Beobachtungen und Schlußfolgerungen korrekt sind, dann sind Millionen von Menschen schwerwiegend in Mitleidenschaft gezogen und demzufolge oft ernsthaft erkrankt.

In einem früheren Artikel[3] habe ich (P. G. Ney) aufgezeigt, daß die Konflikte von Abtreibungsüberlebenden denen von Menschen ähneln, die Familienmitglieder durch Unfälle, Krankheiten[4] oder Völkermord verloren haben. Seither haben Beobachtungen ans Licht

3 Ney, P. G. (1983), *A consideration of Abortion Survivors*, in: Child Psych Hum Development 13: 168–179.

4 Ney, P. G., Barry, J. E. (1983), *Children who survive*, in: New Zealand Medical Journal 96: 127–129.

gebracht, daß es zehn Typen von Überlebenden gibt. Ihre Situationen und Konflikte sind zwar unterschiedlich; gemeinsam ist ihnen jedoch das bohrende Infragestellen, ob sie überhaupt am Leben sein sollten, ob sie für irgendjemanden irgendeine Bedeutung haben und ob sie ihre Fähigkeiten entfalten sollten. Es ist nicht einfach, diese Menschen zu behandeln; hilfreich ist das Verständnis ihrer Situation. Es scheint, daß es den Abtreibungsüberlebenden am besten geht, wenn es ihnen gelingt, ihre tiefsten Ängste zu sublimieren, umzuwandeln in Hilfe für andere, damit diese davor bewahrt werden, Abtreibungsüberlebende zu werden.

Da wir in einer Zeit leben, in der die In-vitro-Fertilisation (IVF) üblich geworden ist, gibt es nun einen weiteren Typus von Abtreibungsüberlebenden – nämlich jene winzigen Babies, die genauestens auf irgendeinen Defekt hin untersucht und anschließend zur Implantation ausgewählt werden. Sechs bis sieben mikroskopisch kleine Geschwisterchen werden dagegen in den Labors die Abwasserleitung hinuntergespült.

An dem Punkt der menschlichen Geschichte, an dem wir angekommen sind, gehen meine Schätzungen dahin, daß 45 % der Weltbevölkerung Abtreibungsüberlebende sind. Dies ändert die gesamte politische und ökonomische Landschaft. Vielleicht ist es besser, daß nicht irgendein Demagoge davon Kenntnis hat; denn ein Unhold könnte diese Information nutzen, um zum eigenen Vorteil große Macht zu erlangen.

Mit der Zunahme der künstlichen Befruchtung wird es in Zukunft mehr und neue Fälle von geschädigten Personen geben. Alle Menschen, die am Post-Abortion Survivor Syndrome (PASS) leiden, haben Existenzängste, Empfindungen der Wertlosigkeit sowie das Gefühl, unter einem Damoklesschwert zu leben. Sie sind zwar am Leben, aber nur deswegen, weil sie erwünscht sind. Die Folge davon ist eine tiefe Ambivalenz, nicht nur sich selbst, sondern auch denjenigen gegenüber, die ihr Leben einer solch prekären Bedrohung ausgeliefert haben.

Die zehn (bzw. elf) Typen von PASS (Post-Abortion Survivor Syndrome/Syndrom der Abtreibungsüberlebenden) sind:

PASS Typus 1: Statistisch Überlebende

Hierbei handelt es sich um Menschen, die in Ländern oder Städten überlebt haben, in denen die statistische Wahrscheinlichkeit, daß er oder sie abgetrieben worden wären, hoch ist. In den meisten Regionen Nordamerikas liegt die Möglichkeit, bereits im Mutterleib getötet zu werden, bei mindestens 25 %. In manchen Teilen Osteuropas beträgt die Wahrscheinlichkeit 80 %, daß ein Überlebender vor der Geburt hätte getötet werden können. Es gibt mehr Abtreibungen als Lebendgeburten. Kommt in China mit seiner Ein-Kind-Politik ein Kind zur Welt, dann enden die nachfolgenden Schwangerschaften nahezu unweigerlich mit einer Abtreibung. Wenn ein Mensch – statistisch gesehen – nur geringe Chancen hat, ein Ereignis zu überleben, welches die meisten seiner Altersgenossen tötet, dann ist er oder sie ein/e echte/r Überlebende/r und sollte auch als solche/r betrachtet werden.

Wenngleich man vielen dieser Menschen erzählt, sie seien definitiv erwünscht gewesen, so wissen sie dennoch, daß die Chancen sehr schlecht gewesen waren. Sie fragen sich, warum man ihnen das Überleben gestattete, während andere starben. Am Leben zu sein, weil man erwünscht ist, das ist nicht unbedingt eine angenehme Erfahrung oder eine Erkenntnis, die beruhigt. Selbst Kindern wird schnell klar: Bist du am Leben, weil du erwünscht warst, dann kann es sein, daß man dir nicht länger gestattet zu leben, sobald du zu einem Unerwünschten wirst.

»Unser Land (Ukraine) begeht kollektiven Selbstmord. Wenn ich meinen Familienstammbaum betrachte, wird mir klar, wieviele Menschen fehlen: einige sind nach dem Krieg vermißt gewesen, einige wurden in Arbeitslager verschickt und kehrten nie wieder zurück; die größte Zahl jedoch, das sind all die Kinder, die meine eigene Familie umgebracht hat. Ich hätte eigentlich noch vier Brüder und Schwestern gehabt. Meine Kindheit wäre anders verlaufen. Ich wäre nicht so einsam gewesen. Der Staat wurde meine Familie, eine große, anonyme, versorgende Familie. Für mich war das ein gutes System, weil ich immer Leute um mich herum brauchte, ansonsten hätte ich das Gefühl gehabt, überhaupt nicht zu existieren. Doch meine gleichaltrigen Kameraden konnten nie

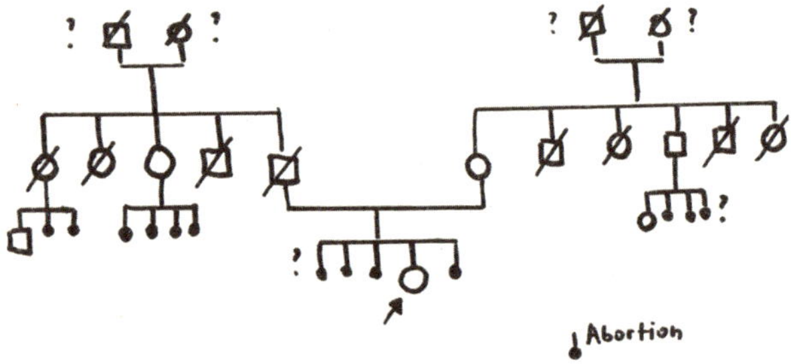

Familienstammbaum

meine Brüder und Schwestern ersetzen. Ich stand mit den anderen Kindern immer in einem Konkurrenzkampf; ich wollte stets die Erste sein und von anderen anerkannt werden. Ich glaube, genauso war's.«

PASS Typus 2: Erwünschte Überlebende

Millionen Kinder haben es überlebt, daß ihre Eltern ernsthaft in Erwägung zogen, ob sie nun »erwünscht« waren und also leben sollten oder doch »unerwünscht« waren und deshalb abgetrieben werden sollten. Ihre Eltern haben möglicherweise Berechnungen darüber angestellt, ob das Geld reicht; die Großeltern fragten sich, ob sie die Schande ertragen könnten; und die Gesellschaft schließlich warf die Frage auf, ob die Erde nicht bereits überbevölkert sei. Vielleicht haben die Eltern einen Genetiker konsultiert, um herauszufinden, ob das Kind behindert ist oder das ›falsche‹ Geschlecht hat; und wenn dem so war, hatten sie anschließend zu entscheiden, ob man dem Kind erlauben sollte zu leben. Es gibt zunehmend Belege dafür, daß ungeborene Kinder beeinträchtigt werden durch hormonelle Veränderungen, die durch schwerwiegende seelische Konflikte der Mutter ausgelöst werden. Desgleichen gibt es in zunehmendem Maße Indizien dafür, daß ungeborene Kinder die Gespräche, die über sie geführt werden, nicht nur hören, sondern sich ihrer auch erinnern.[5] Die Folgen der Überlegung, ob das Kind nun leben sollte oder nicht, werden dem Kind nach seiner Geburt auf subtile Art und Weise übermittelt.[6]

---

5 Chamberlain, D. B. (1992), *Is There Intelligence Before Birth?* Pre- and Postnatal Psychology Journal 6 (3): 217–237.

»Meine Eltern sagten andauernd, daß sie mich gewollt hätten. Ich frage mich oft, was wohl geschehen wäre, wenn sie mich nicht gewollt hätten. Ich hab' das Gefühl, ich muß erwünscht bleiben. Erwünscht sein bedeutet am Leben sein.«

»Vierzehn Jahre lang war ich in psychotherapeutischer Behandlung, weil ich als Kind jedes Jahr einen Selbstmordversuch unternahm. Ich wollte nicht am Leben bleiben. Nach etlichen Jahren Therapie fand ich endlich den Grund für meine Verzweiflung. Meine Mutter hatte mich abtreiben wollen; doch als sie in der Abtreibungsklinik ankam, als sie schon auf dem OP-Tisch lag, änderte sie ihre Meinung. Ich weiß nicht, wie ich draufkam, aber ich wußte, daß zwischen meiner Mutter und mir etwas Schwerwiegendes nicht in Ordnung war. Jetzt verstehe ich, warum ich nie leben wollte.«

PASS Typus 3: Überlebende Geschwister

Viele Kinder werden in Familien hineingeboren, in denen eines oder mehrere ihrer Geschwister abgetrieben wurden. Obgleich Eltern der Meinung sind, die Kinder könnten unmöglich darüber Bescheid wissen, gibt es zahreiche klinische Beispiele, die zeigen, daß Kinder sehr wohl wissen, daß ein Bruder oder eine Schwester die Zeit im Mutterleib nicht überlebt hat. Eine Mutter bat mich (P. G. Ney), den Traum ihrer äußerst verstörten siebenjährigen Tochter zu deuten. Der Traum beunruhigte das Mädchen dermaßen, daß sie Angst vor dem Schlafengehen hatte. Sie war in diesem Traum mit drei jüngeren Geschwistern zum Spielen an ein Flußufer gegangen. Zusammen hatten sie einen Tunnel in den

6 Cavenar, J. O., Spaulding, J. G., Sullivan, J. L. I. (1979), *Child's Reaction to Mother's Abortion.* Case Report, Military Med 144: 412–413.

Sand gegraben, der einstürzte und die drei Geschwister unter sich begrub. Sie als einzige konnte entkommen. Sie konnte mir weder das Alter, noch die Namen oder das Geschlecht dieser drei Kinder mitteilen. Es stellte sich dann heraus, daß die Mutter, abgesehen von den lebenden Kindern, noch drei weitere Schwangerschaften gehabt hatte; sie beharrte jedoch darauf, daß ihre Tochter von diesen sehr frühen Schwangerschaftsverlusten nichts habe wissen können.

In einer Studie über die Auswirkung genetisch indizierter Schwangerschaftsabbrüche auf Familien heißt es, daß »sogar ganz kleine Kinder und solche, die vom Wissen über die Ereignisse abgeschirmt wurden, Reaktionen auf die Verzweiflung der Eltern und die mütterliche Abwesenheit zeigten«.[7]

Eltern bemühen sich sehr stark darum, ihre überlebenden Kinder davon zu überzeugen, sie seien immer erwünscht gewesen. *Erwünscht zu sein* löst freilich bei Kindern die Tendenz aus, sich abzumühen, um weiterhin erwünscht zu sein. Sie mühen sich krampfhaft ab, um ihren Eltern zu gefallen, und klammern sich aus Sicherheitsgründen an sie. Doch Kinder müssen Erfahrungen machen, um zu lernen. Sie benötigen eine ausreichend vertrauensvolle Bindung an die Eltern, um sich ohne Angst von ihnen entfernen zu können. Wenn sie selbständig die Welt erforschen, dann machen sie gewaltige Lernfortschritte. So erklärt sich auch, warum ein »erwünschtes Kind« oftmals in seiner intellektuellen Entwicklung gehemmt ist.

---

7 Furlong, R. M., Black, R. B. (1981), *Pregnancy Termination for Genetic Indications: The Impact on Families.* Soc Work Health Care 10 (1): 17–34.

»Ich hatte kein Recht zu leben. Ich wurde nie erwachsen, ich bin noch immer ein Kind, das versucht, seinen Platz in dieser Welt zu finden. Ich hab' keine Ziele. An nichts hab' ich mich gebunden, ich hatte nie eine feste Beziehung, gehörte nie dazu, fühlte mich allein und bedroht. Mein Leben und meine Existenz waren in Frage gestellt. Ich hatte irrsinnige Wutausbrüche und unkontrollierbaren Zorn. Ich war wütend auf irgendetwas Unbestimmtes, Lebensbedrohliches. Um solche Wut zu empfinden, mußte es lebensbedrohlich sein. Ich wollte Kinder haben, aber wenn ich sie hatte, ließ ich sie im Stich. Ich nahm schließlich Drogen, um dieser Realität zu entkommen. Erst jetzt, im Alter von 55, beginne ich zu begreifen. Vor ein paar Jahren, kurz vor ihrem Tod, erzählte mir meine Mutter, daß sie vor meiner Geburt eine Abtreibung hatte. Erst jetzt, da ich um die Konflikte von Abtreibungsüberlebenden weiß, ist mir geholfen; ich verstehe, und das beruhigt mich, weil ich nun weiß, daß ich nicht verrückt war.«

»Während meiner Kindheit hatte ich so viele Ängste; Angst vor der Dunkelheit, Angst davor, daß irgendetwas mich vernichten würde, daß irgendjemand mich fortschaffen würde. Ich schlief komplett unter der Decke, damit mich dieses »Etwas« nicht finden und zerstören konnte. Ich denke, das ist alles deswegen, weil meine Mutter meinen Bruder abgetrieben hat. Ich hab' so viele aggressive Gefühle gegenüber Frauen. Ich sehne mich nach Vereinigung, und doch fürchte ich sie. Meinen Freundinnen will ich weh tun. Es fällt mir schwer, Entscheidungen zu treffen, vor meiner Vergangenheit fürchte ich mich, aus Angst vor dem, was ich entdecken könnte.«

PASS Typus 4: Bedrohte Überlebende

Gemeint sind damit Kinder oder junge Erwachsene, deren Eltern ihnen sagten, sie wünschten, sie hätten sie abgetrieben. Ich habe mitbekommen, wie Eltern ihre sie nervenden Teenager angeschrien haben: »Du weißt ja gar nicht, was ich deinetwegen alles auf mich genommen habe, und das geht spurlos an dir vorüber. Ich hätte dich ja auch abtreiben können.« Selbst wenn Eltern nie ernsthaft erwogen, das Kind abzutreiben, so haben gleichwohl solche Zornausbrüche eine sehr starke Wirkung auf Kinder; sie führen dazu, daß die Kinder gegenüber ihren Eltern haßerfüllt und gegenüber sich selbst destruktiv werden. Oftmals fallen solche Äußerungen in der Jugendzeit. Bisweilen werden sie in der Öffentlichkeit ausgesprochen, etwa vor Ärzten oder anderen Beschäftigten im Gesundheitswesen.

Diese Kinder fühlen sich in schrecklicher Weise ihren Eltern verpflichtet und nehmen diese entweder als furchtbare Belastung hin oder lehnen sie zornerfüllt ab. Die Kinder scheinen das Leben nicht genießen zu können, weil sie das Gefühl haben, sie sollten eigentlich nicht am Leben sein. Ihre Talente entwickeln sie nur mäßig, häufig werden sie als faul, manchmal als aggressiv, bisweilen als unsozial angesehen.

»Ich war fünfzehn, als mir meine Mutter in einem Wutausbruch sagte, sie wünschte, sie hätte mich abgetrieben. Das war zu viel für mich. Kurz danach lief ich von zu Hause weg und lebte mit einem Mann zusammen. Wir betranken uns oft und fingen an, Drogen zu nehmen. Mein Leben bedeutete mir nichts mehr. Zwei Jahre später hatte ich meine erste Abtreibung.«

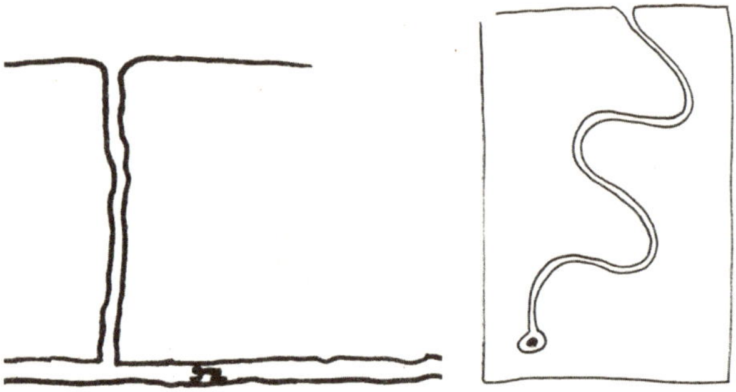

Diese Zeichnungen stammen von einem 29jährigen Mann, dessen Mutter vier seiner Geschwister abgetrieben hatte. Er wurde Bergarbeiter, später Psychologe. Er wollte wieder in den Mutterschoß zurück und nochmals von vorn beginnen. Die Zeichnungen stellen ihn dar, wie er sich abmüht, zum Licht zu kriechen.

PASS Typus 5: Behinderte Überlebende

Moderne Diagnosetechniken ermöglichen es den Eltern, nur diejenigen Kinder für eine Geburt auszuwählen, die anscheinend keine erkennbaren Behinderungen oder Defekte aufweisen. Das Wissen darum, daß ihr Leben hätte beendet werden können, erfüllt die Herzen vieler körperlich behinderter oder in ihrer Entwicklung zurückgebliebener Kinder mit Schrecken. Sie wissen, daß viele andere, die wie sie sind, getötet wurden, und dieses Wissen bewirkt, daß sie sich verwundbar und beschämt fühlen. Selbst wenn ein großer Aufwand betrieben wird, diesen verletzten Menschen ein Selbstwertgefühl zu vermitteln, so werden diese Bemühungen durch die vielen angedeuteten Botschaften in den Medien untergraben, demgemäß es zum Wohle ihrer Eltern und der Gesellschaft gewesen wäre, wenn man ihnen nicht erlaubt hätte zu leben.

»Es ist wirklich schwer, heutzutage behindert zu sein. Das Leben ist ein Kampf, jeder Tag ist ein Kampf. Wenn ich jetzt höre, daß Menschen, die die gleiche Behinderung wie ich haben, abgetrieben werden, spüre ich Angst, wirklich tiefe Angst. Mit Euthanasie und all dem habe ich das Gefühl, daß mein Leben in Gefahr ist. Nun ist es nicht mehr bloß ein Kampf; ich habe das Gefühl, verfolgt zu werden. Ich muß vorsichtig sein. Ich merke, daß die Leute mich langsam mit anderen Augen anschauen. Es ist fast so, als würden sie fragen: ›Warum ist sie am Leben? Hat es damals noch keine pränatalen Untersuchungen gegeben? Vermutlich wurde sie vor dieser Zeit geboren.‹ Ich schäme mich meiner Existenz, aber dennoch, ich liebe das Leben. Wenn ich nur nicht dieses überwältigende Gefühl der Zurückweisung hätte.«

PASS Typus 6: Zufällig Überlebende

Es gibt Kinder, die abgetrieben worden wären, wenn die Mutter die Möglichkeit dazu gehabt hätte. Diesen Überlebenden wird explizit oder implizit zu verstehen gegeben, daß sie Glück haben, am Leben zu sein, denn: »Hätte ich früher erfahren, daß ich schwanger bin« oder »hätten mir meine Eltern die Erlaubnis gegeben« oder »hätte sich irgend jemand gefunden und hätte es jemand gestattet, dann hätte ich dich abgetrieben«.

Manchmal gibt es Umstände, die eine Frau an einer Abtreibung hindern. Es ist belegt, daß die meisten Frauen, deren Abtreibung verhindert wurde, dankbar sind, sobald sie ihr wundervolles Kind sehen. Als die Abtreibungsfinanzierung in den USA (unter Präsident

Reagan) gekürzt wurde, gab es keinen nennswerten Anstieg an Todesfällen von Müttern, die aufgrund einer illegalen Abtreibung oder einer »Hinterhof«-Abtreibung starben. Nur sehr wenige Mütter sind nachtragend und geben ihre Verbitterung an das Kind weiter. »Du kannst vom Glück reden, daß du am Leben bist.« Kinder, die in einer solchen Situation gefangen sind, haben ihren Eltern gegenüber zweifelsohne äußerst zwiespältige Gefühle. Vielleicht empfinden sie für ihre Eltern Mitgefühl in deren Dilemma und sind zugleich wütend auf sich selbst, weil sie am Leben sind. Sollten sie Ersatzeltern finden, kann es sein, daß sie doch noch zu einem guten Selbstbild gelangen. Wenn niemand da ist, der ihnen elterliche Fürsorge schenkt, geraten sie rasch in eine oberflächliche Bindung oder Abhängigkeitsbeziehung an eine Art Führergestalt oder an eine kriminelle Gruppe und werden derart oftmals straffällig.

»Ich hörte, wie meine Mutter einer Freundin erzählte, daß sie mich abgetrieben hätte, wenn Abtreibung damals legal gewesen wäre. Das war ein richtiger Schock für mich. Wenn sie mir sagt, daß sie mich liebt, dann nehm' ich ihr das jetzt nicht mehr ab.«

»Ich bin am Leben, weil ich mit knapper Not davongekommen bin, oder weil Gott mir Gnade erwiesen hat.«

PASS Typus 7: Ambivalente Überlebende

Kinder, deren Eltern hin und her überlegten, ob sie ihr Kind abtreiben sollten oder nicht, sich allerdings nicht entscheiden konnten, bis es schließlich zu spät für eine Abtreibung war, sind ein weiterer Typus von

Abtreibungsüberlebenden. Im späteren Leben des Kindes wird es wahrscheinlich passieren, daß seine Mutter ihm zu verstehen gibt: »Es wäre für mich um vieles leichter und einfacher gewesen, wenn ich dich nicht bekommen hätte.« Unter diesen Umständen kann ein Kind leicht den Schluß ziehen, seine Eltern suchten nach wie vor nach einer Gelegenheit, es loszuwerden. Das Hinauszögern der Entscheidung ist Ausdruck der allgemeinen zwiespältigen Einstellung der Menschen zu Babys, wenn sie durch die Krise der »Beziehungsaufnahme« gehen.[8]

Manche Frauen vermitteln später dem Kind: »Ich konnte mich damals nicht entscheiden, aber nun wäre es mir lieber, ich hätte dich abgetrieben. Das Leben wäre einfacher und problemloser gewesen.«

Manche Kinder, die unter solchen Lebensbedingungen aufwachsen, sind in der anhaltenden Ambivalenz ihrer Eltern wie gefangen: Manchmal werden sie geliebt, manchmal werden sie gehaßt. Diese Ambivalenz wird endlich Teil der kindlichen Einstellung sich selbst wie den anderen gegenüber.

PASS Typus 8: Zwillingsüberlebende

Selbst wenn die modernsten Methoden angewandt werden, um ein Kind aufzuspüren und abzutreiben, kommt es manchmal vor, daß bei Zwillingen der Abtreiber einen der abzutreibenden Zwillinge übersieht. Menschen, die die Abtreibung ihres Zwillings überlebt haben, empfinden sehr viel Wut und Trauer. Ein

---

8 Siehe dazu: Ney, P. G., *Deeply Damaged.* An Explanation for the Profound Problems Arising from Aborting Babies and Abusing Children, Pioneer Publishing: Victoria, Canada [3]1998.

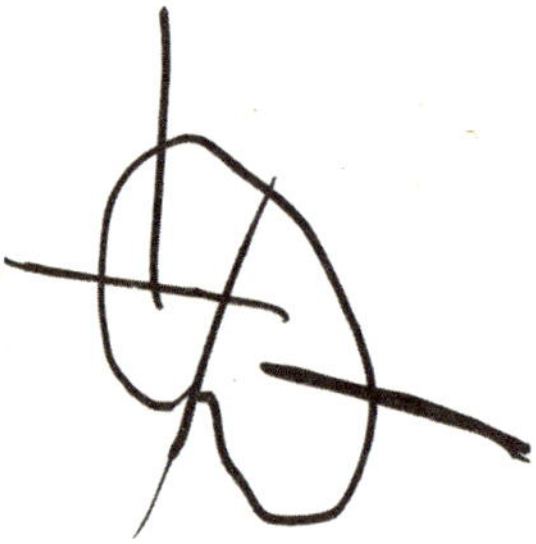

Dieses spontan gezeichnete Bild stammt von einem dreijährigen Buben, der zur Beratung kam, weil er Verhaltenprobleme hatte. Die Darstellung seiner selbst als Embryo ist in roter Farbe; die Stäbe, die auf das Selbstbildnis einstechen, sind schwarz und violett. Er ist, aller Wahrscheinlichkeit nach, ein Abtreibungsüberlebender.

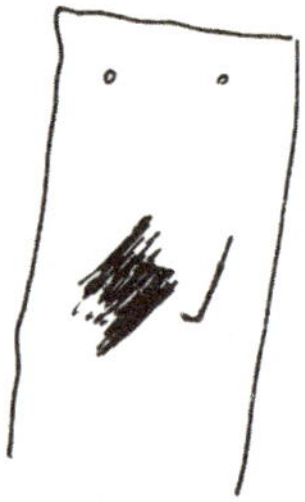

Ein vierjähriges Mädchen malte dieses Bild seiner Mutter. Das Baby im Bauch (im Schoß) der Mutter ist rot gemalt.

Mann, dessen Zwilling abgetrieben wurde, ist an jedem Jahrestag dieses Ereignisses akut selbstmordgefährdet. Heute weiß man, daß Zwillinge bereits in der Gebärmutter miteinander kommunizieren, einander berühren und selbst sogar liebkosen. Sie haben eine sehr nahe intrauterine Beziehung[9], und wenn sie getrennt werden, trauern sie intensiv. Wenn einer von ihnen getötet wird, ist die Trauer des anderen langanhaltend und schwierig. Trauert man freilich um einen Zwilling, den man zwar kannte, aber nie gesehen hat, dann ist dies schier unmöglich. Aufgrund der modernen Reproduktionstechnologie trifft man heute auf Zwillingsüberlebende, die – nach einer In-vitro-Fertilisation – den selektiven Fetozid überlebt haben. Mütter, welche sich einer solchen Prozedur unterzogen haben, geben an, daß sie stets das Gefühl haben, das »bessere« Kind sei getötet worden.

»Meine Mutter ließ meinen Zwilling abtreiben und dann, vier Monate später, trieb sie auch mich ab. Ich überlebte, aber ich sehe keinen Sinn in meinem Leben. Ich fing an zu trinken und Drogen zu nehmen und geriet in die Kinderprostitution. Ich bin nichts wert. Jedes Jahr versuche ich, am Sterbetag meines Zwillings mich umzubringen. Ich weiß, daß meine Mutter ein Todesurteil über mich verhängt hat und daß seine Vollstreckung noch aussteht. Darum lebe ich andauernd auf Messers Schneide. Ich kann nicht leben und ich kann nicht sterben. Da ist so viel Wut in mir. Ich hasse meinen Vater und ich sehne mich nach meiner Mutter.«

PASS Typus 9: Überlebende versuchter Tötung

Allmählich kommt es ans Tageslicht, daß es eine Reihe von Menschen gibt, die den Versuch, sie in der Gebärmutter zu töten, überlebt haben. Gianna Jessen überlebte eine Abtreibung durch Salzlösung. Sie hat einige

---

9 Piontelli, A. (1989), *A Study of Twins Before and After Birth*, Lt Rev Psycho-Anal 16: 413–417.

Behinderungen, führt aber gleichwohl ein erfülltes Leben. Den Großteil ihrer Angst und ihrer Verbitterung überwindet sie dadurch, daß sie sich zum Sprachrohr der ungeborenen Kinder gemacht hat. Zeitweise hatte sie Alpträume von Abtreibern, die versuchten, sie zu töten.

Ana-Rosa Rodriguez überlebte einen Abtreibungsversuch. Sie verlor dabei einen Arm.

Ein Mann kam während seiner Primärtherapie einer sehr frühen Erinnerung auf die Spur, in welcher er sich extrem angeekelt sowie dem Ersticken und dem Tode nahe fühlte. Er zog daraus den Schluß, daß dies nur eines bedeuten könne. Als er bei seiner Mutter nachfragte, stellte sich heraus, daß sie tatsächlich versuchte hatte, ihn abzutreiben.

Diese Überlebenden kämpfen mit tiefsitzenden und schwierigen Konflikten. »Warum nur wollte mein Vater oder meine Mutter mich umbringen?« »Sollte ich eigentlich tot sein?« »Wünscht sie noch immer meinen Tod?« »Wie kann ich mir selbst trauen?« »Wie kann ich ihr trauen?«

»Das Wissen darum, daß ich eine mißglückte Abtreibung bin, gibt mir das Gefühl, daß ich ungehorsam war und eigentlich nicht hier sein sollte; daß ich kein Recht habe, eine eigenständige Person zu sein, und daß ich keinen richtigen Platz auf dieser Welt habe. Ich habe das Gefühl, ich wurde gerichtet und verurteilt, aber die Strafe ist noch nicht ausgeführt, sie ist nur zeitweise außer Kraft gesetzt. Was am schwersten anzunehmen ist, ist die Tatsache, daß jemand, der da vorgibt, mich zu lieben, versucht hat, mich umzubringen. Aus eben dem Grund, wegen dieses Vertrauensbruchs, war ich auch nicht in der Lage, das mit meinem Hausarzt zu besprechen.

Wenn ich in seine Praxis gehe, muß ich Gefühle des Grauens und der Panik überwinden.«

»Während der Psychoanalyse, der ich mich unterzog, durchlief ich die Regressionserfahrung, wieder das ungeborene Kind im Mutterschoß zu sein. Dann sah ich mich auf dem Boden liegen, in embryonaler Haltung, und ich flehte meine Mutter an, mich am Leben zu lassen. Ich versprach ihr, ein braves Mädchen zu sein. Mein ganzes Leben lang habe ich versucht, meine Existenz zu rechtfertigen und meiner Mutter gegenüber artig zu sein. Noch immer fürchte ich sie, obgleich sie bereits 86 ist. Außer Büchern interessierte mich rein gar nichts; die Bücher gaben mir die Möglichkeit, in eine imaginäre Welt zu entfliehen.«

PASS Typus 10: Getötete Überlebende

Nicht selten kommt es vor, daß ein Kind, welches in einem späten Stadium der Schwangerschaft abgetrieben wird, lebend zur Welt kommt. Diese Kinder werden dann fast immer, ungeachtet ihrer Überlebensfähigkeit, sich selbst überlassen und sterben auf einer Ablage oder in einem Abfallbehälter. Manchmal werden Krankenschwestern angewiesen, sie mit der Plazenta der eigenen Mutter zu ersticken. Es gehört zu den schrecklichsten Erfahrungen eines Menschen, wenn er gezwungen wird, vorsätzlich die mitleiderregenden Schreie eines nackten, hilflosen Babys zu ersticken. Obgleich die Lebensdauer dieser winzigen Überlebenden so kurz ist, hinterlassen sie einen unauslöschlichen Eindruck im Bewußtsein derer, die sie getötet haben. Weder die Zeit, noch Alkoholkonsum, noch Betäubung durch Arbeit oder fortwährende Vergnügungen vermögen die Erinnerung daran auszulöschen, einen unschuldigen Mitmenschen getötet zu haben.

PASS Typus 11: Überlebende nach In-vitro-Fertilisation

Kinder, die nach IVF (In-vitro-Fertilisation) geboren werden, stellen eine neue Generation von Abtreibungsüberlebenden dar. Wenn Eizelle und Spermium in einem Wachstumsmedium außerhalb des weiblichen Körpers vereinigt werden, ereignet sich in sechs von acht Fällen die Befruchtung. Allerdings werden nur die »besten« Embryonen für eine Einnistung in die Gebärmutter ausgewählt. Die sogenannten »überzähligen« Embryonen werden oftmals in den Ausguß geschüttet. Sind sie winzige Personen? Wir glauben daran, daß immer dann, wenn eine Befruchtung stattfindet, Gott die menschliche Seele einhaucht. Niemand weiß dies ganz sicher, dennoch ist dies gleichwohl die Position, die als beste und fehlerfreieste gilt; abgesehen davon sehen ja auch die Menschen, die auf diese Weise empfangen worden sind, wie die meisten anderen aus. Drei oder vier winzige menschliche Wesen werden sodann in die Gebärmutterschleimhaut implantiert. Sind alle vier Embryonen implantiert, überläßt man den Eltern die Wahl; selten jedoch wollen die Eltern Vierlinge. Die »überzähligen« Kinder werden selektiv abgetrieben. Zur Zeit haben wir erst wenige Auskünfte darüber, mit welchen Konflikten diese Abtreibungsüberlebenden zu tun haben; es gibt jedoch Belege für eine hohe Rate an genetischen Funktionsstörungen. Und wir sehen schon jetzt voraus, daß die Betroffenen – wie auch all die anderen Abtreibungsüberlebenden – größte innere Bedrängnisse an den Tag legen werden.

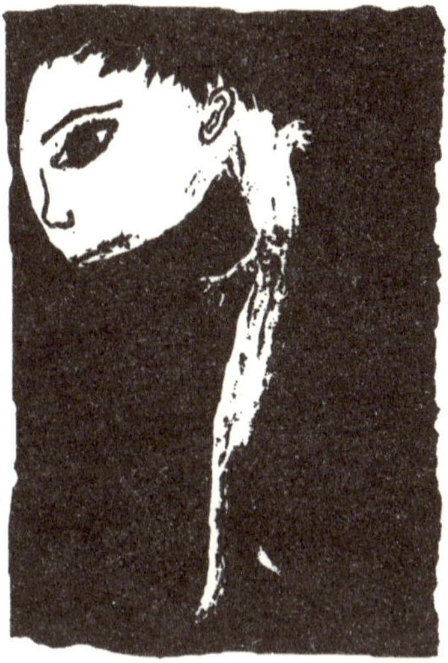

Mit 17 Jahren zeichnete eine Frau dieses Selbstporträt. Sie wußte zu diesem Zeitpunkt noch nicht, daß ihre Mutter versucht hatte, sie abzutreiben. Als ihre Mutter die Zeichnung sah, schrie sie laut auf ...

Das Kind, das nach einer (früher stattgefundenen) Abtreibung geboren wird, ist in psychologischer Hinsicht, aber auch für die Eltern ein Ersatzkind. Es trägt die ganze Last der Erwartungen, welche die Eltern an es selbst und an das abgetriebene Kind gesetzt haben. Es fühlt sich häufig bedrängt von der Gegenwart dieser »anderen« Person. Das »andere« Kind, das abgetriebene, wird oft so empfunden, als wäre es das bessere gewesen, ja vielleicht sogar das perfekte Kind.

Ein Kind, welches nach einer Abtreibung geboren wird, kommt üblicherweise zu dem Zeitpunkt in der

Familie an, wo die Mutter noch um den Verlust des »anderen« Kindes trauert. Dieses Kind merkt, daß jemand »fehlt«. Oftmals überfliegen solche Kinder mit ihren Augen die Leute auf der Straße oder bei Menschenansammlungen, auf der Suche nach irgendjemandem – nicht wissend, wen oder warum sie überhaupt suchen. Wenn sie entdecken, daß sie Abtreibungsüberlebende sind, dann ergibt das alles plötzlich einen Sinn.

Am Leben zu sein, weil man erwünscht ist, läßt diese Kinder glauben, sie müßten anderen immer gefallen, um weiterhin erwünscht zu sein. Sie folgern durchaus logisch: Wenn ich lebe, weil ich erwünscht bin, dann muß ich es bewerkstelligen, »erwünscht« zu bleiben, um weiterzuleben. Konsequenterweise haben sie Schwierigkeiten, sie selbst zu sein.

Heutzutage werden immer häufiger Kinder in die Abtreibungsentscheidung mit hineingezogen, zumal in den Fällen der sogenannten »eugenischen Indikation«. Die Kinder würden zwar viel lieber gar nicht wissen wollen, worüber die Eltern diskutieren, aber ihre Eltern gestatten es ihnen nicht, neutral zu bleiben. Die Entscheidung, ein Kind abzutreiben, weil es behindert ist, hat furchtbare Auswirkungen auf die überlebenden Kinder. Denn diese werden angeleitet, nun zu denken, es sei erlaubt, jemanden zu töten, wenn dieser Jemand nicht perfekt ist. Ihre Wahrnehmung und Einstellung gegenüber leidenden Menschen wird danach nie mehr die gleiche sein.

Und sie werden für den Rest ihres Lebens von unerbittlichen Schuldgefühlen geplagt sein. Sie fühlen sich schuldig, weil sie denken, sie seien an der Abtreibungsentscheidung – sei es tatsächlich, sei es in ihrer Phantasie – beteiligt gewesen. Wenn sie sich später bei ihren

Eltern darüber beklagen, in diese Entscheidung mit hineingezogen worden zu sein, dann heißt es normalerweise: »Jetzt mach dich nicht lächerlich, das hätten wir nie gemacht.« Oder eventuell lautet die Antwort: »Ja, natürlich, denn wir wollten dich wissen lassen, daß du ein besonderes Wunschkind bist.«

Alle Kinder glauben, daß sie über magische Kräfte verfügen und Dinge geschehen lassen können. Sie glauben sogar, daß sie retrospektiv Dinge verursachen können; weil sie einmal sehr zornig auf ein Geschwisterchen waren, kann es sein, daß sie meinen, dieser Zorn tötete das abgetriebene Kind. Sie könnten auch den Schluß ziehen, daß ihre bloße Existenz die Existenz irgendeines anderen ausschließt. Gelegentlich – besonders, wenn die Eltern an Reinkarnation glauben – kann es vorkommen, daß das Kind meint, seine Seele sei diejenige eines vormals abgetriebenen Kindes. Es stellt eine große Erleichterung und Entlastung dar, wenn man in diesem Fall den Betroffenen die genetische Unmöglichkeit eines solchen Vorgangs vor Augen führt.

»Weil ich am Leben bin, deswegen durfte mein Geschwisterchen nicht leben. Ich entschied, es sei besser, daß mein Bruder stirbt, denn er wäre eine Last gewesen.«

Oder sie meinen: *»Wenn ich ein besseres und weniger anspruchsvolles Kind gewesen wäre, hätten meine Eltern dann auch abgetrieben? Vielleicht mögen sie mich gar nicht, und darum wollten sie nicht noch so ein Kind, wie ich ein's bin. Meine Geburt war schwer, und ich war ein schwieriges Kind.«*

Ein Geschwister, das glaubt, an der Tötung eines unschuldigen Menschen, d. h. an der Abtreibung eines

Bruders oder einer Schwester, teilgenommen zu haben und dafür verantwortlich zu sein, empfindet eine doppelte Schuld. Es fühlt, etwas Unverzeihliches getan zu haben, und wundert sich darüber, daß es noch nicht bestraft wurde. Es argwöhnt, daß irgendjemand mal daraufkommen wird, was wirklich geschah. Dann wird jedermann wissen, daß es ein Mörder ist, und man wird es aus Vergeltung töten wollen. Vielleicht meint das Kind jetzt, böse Kräfte in sich zu spüren, und denkt, es ist besser, noch einmal zu töten, als ein noch schrecklicheres Schicksal abzuwarten. Außerdem ist die Ungewißheit für das Kind mörderisch. Wenn es noch einmal tötet, so wird zumindest das Geheimnis ans Licht kommen, daß es ein Mörder ist und bestraft gehört. Erst dann werden die entsetzlichen Schuldgefühle vorbei sein.

Es gibt heutzutage Kinder, die grausam morden und sich dafür Opfer aussuchen, die leichte Beute sind. Wie viele von ihnen waren in ihrer frühen Kindheit an der Entscheidung beteiligt, ein Geschwisterchen umzubringen? Es gibt keine Statistiken. Indem sie wiederum töten, versuchen sie, den tiefen inneren Konflikt zu lösen, in den sie durch die Abtreibungsentscheidung verstrickt wurden.

»Ich stand hilflos daneben, hin und her gerissen, unfähig, meinen Bruder zu verteidigen.« »Ich wollte das einzige Kind sein, und war froh darüber, daß sie es abgetrieben haben.« »Ich dachte, es wäre das Beste für meine Mutter, also war ich einverstanden. In Wirklichkeit war es sehr schlecht für sie, und jetzt bin ich schuld an einem zweifachen schrecklichen Unglück.« »Ich half dabei, ein Baby zu töten, ich sagte ja zu

etwas, was meiner Mutter sehr schadete. Ich bin derjenige, der nicht am Leben sein sollte.«

Die psychologischen Folgewirkungen mancher Abtreibungsüberlebenden ähneln denen, die Kain erlitt, nachdem er seinen Bruder Abel getötet hatte. Kain wurde eine rastlose Seele, jemand, der sich abmüht und hart arbeiten muß (um endlich ein Vorzeigetyp zu sein), auch wenn er weiß, daß er mit all seinen Anstrengungen nicht viel erreichen wird. In ihm ist die tiefsitzende Angst, daß irgendjemand »hinter ihm her ist«. Selbst nachdem Gott Kain mit einem schützenden Zeichen versehen hatte, war er überzeugt, früher oder später umgebracht zu werden.

In unserer Generation haben etliche das Gefühl, es sei sicherer, sich selbst umzubringen, bevor es ein anderer tut (etwa ein schneller Tod durch Selbstmord oder ein schleichender Tod durch Drogen, anonymen Sex oder Rauchen), oder aber so stark zu sein, daß es niemand wagt, dich anzurühren. Diese Tendenz verändert die normalen zwischenmenschlichen Beziehungen grundlegend. Und es schaut so aus, als ob viele Abtreibungsüberlebende die Empfindung haben, der einzige Weg, um diesen fantastischen Selbstschutz zu erlangen, sei durch Okkultismus.

Eltern, die Konzentrationslager der Nazis überlebt haben, fällt es schwer, mit ihren Kindern über diese Erfahrung zu reden. Es scheint oft einfacher, jegliche Kommunikation, die auch nur von ferne mit diesem Thema zu tun hat, zu unterdrücken. Dadurch werden die Neugier, die Angst und die Phantasie der Kinder derart verstärkt, daß die Kinder schließlich das Thema geradeheraus aufzwingen, indem sie scheinbar unverfängliche Fragen über den Krieg stellen. Fachleute kommen zum Schluß, es sei besser, sich direkt mit dem Thema des Überlebens auseinanderzusetzen. Eltern, die ihre Abtreibungen aufgearbeitet haben, finden es äußerst nützlich, offen mit ihren Kindern darüber zu reden.[10] Anfänglich kommt es dann häufig zu einem Ausbruch an Trauer, vielen Ängsten, Alpträumen und psychosomatischen Beschwerden. Irgendwann aber sind sie in der Lage, die Einzelheiten zu besprechen. Tatsächlich finden Eltern, daß Kinder besser mit der Realität umgehen können als mit Andeutungen und Pseudogeheimnissen.

Wir hoffen, daß wir durch den Vergleich mit den Überlebenden der Todeslager keine Trivialisierung vornehmen; doch gibt es einfach viele grundsätzliche Ähnlichkeiten.[11]

Helen äußert dazu: »*Die meisten Überlebenden von Katastrophen fühlen sich von unpersönlichen Naturkatastrophen bedroht beziehungsweise, im Falle von Überlebenden der Konzentrationslager, von einem haßerfüllten erwachsenen Feind. Abtreibungsüberlebende fühlen sich bedroht von jenen, die vorgeben, sie zu lieben; und dieser Zwiespalt von Liebe und Töten verursacht das ungelöste Problem. Mein Psychotherapeut hat mir gesagt, eine Schwangerschaft zu beenden, sei nicht dasselbe wie der Versuch, jemanden zu töten. Wenn man sich jedoch in die Rolle des Fötus versetzt, fühlt es sich genauso an. Ich habe das Gefühl, daß ich ungehorsam war, weil ich nicht starb, als man es von mir verlangte.*

---

10 Weitere Informationen dazu in der Broschüre: *How to Talk With Your Children About Your Abortion*. Siehe bibliographischen Hinweis S. 152.

11 Kestenberg, J. (1985), *Child Survivors of the Holocaust Forty Years Later: Reflections and Commentary*. J Am Acad Child Psychiatr 24: 804–812.

Das medizinische Personal war sehr freundlich zu mir. Aber was ich mir wirklich wünsche, ist, daß ein Arzt mich in den Arm nimmt und zu mir sagt, daß es ihm leid tut und daß ich letztendlich doch etwas wert bin.«

Konflikte und Symptome

Im Rahmen dieses kleinen Buches ist mit einem Abtreibungsüberlebenden ein jeder gemeint, der nicht starb, wiewohl die Möglichkeiten, getötet zu werden, weitaus höher waren als üblich. Es gibt viele Situationen, in denen Menschen zu Überlebenden werden; Abtreibungsüberlebende freilich sind einzigartig. Denn eben die Eltern, welche die Kinder empfingen und sie normalerweise hätten lieben sollen, planten den Anschlag auf ihr Leben oder auf das Leben ihrer Geschwister. Ein tieferes Rätsel oder einen schwerwiegenderen psychologischen Konflikt kann es nicht geben. »Meine Eltern überlegten mich umzubringen« oder »Meine Eltern töteten meinen unschuldigen kleinen Bruder« oder »Meine Eltern heuerten jemanden an, um mich umzubringen« ... »Wie konnten sie nur? Was hat das alles zu bedeuten? Wieso bin ich am Leben?«

Menschen werden zu Überlebenden auch dann, wenn ...

- irgendeine böse Macht ihre Familie, ihren Stamm, ihre Rasse oder religiöse Gruppe zu zerstören sucht, wie etwa im Falle der Juden oder der einheimischen Bevölkerung der Karibik oder Neufundlands, etc.;
- aufgrund einer überschaubaren oder weiträumigen Katastrophe eine große Zahl betroffener Menschen in ihrer Umgebung ausgelöscht wird, wie z. B. bei

einem Vulkanausbruch, einer Hungersnot oder Seuche, einem Flugzeugabsturz, etc.;

- ein Anschlag auf sie verübt wird, um sie zu töten;
- sie irgendeinen anderen Typus von Kindesverlust überlebten oder wenn ihre Mutter bei der Entbindung starb.

All diese Gruppen zeigen Aspekte von Überlebensschuld, doch sie erleben weitaus weniger existentielle Angst, Bindungsangst, Selbstzweifel, ontologische Schuld und Heimlichtuerei. In all jenen anderen Situationen versuchten die Eltern meist ausnahmslos ihre Kinder gegen die Gewalt, die sie alle bedrohte, zu beschützen.

Das Post-Abortion Survivor Syndrome (PASS) ist – wie alle Syndrome – ein Zusammentreffen von Zeichen und Symptomen; die meisten davon stehen, bei der Mehrzahl der Betroffenen, im Zusammenhang mit einer schädigenden Wirkursache.

In der Medizin ist allgemein anerkannt, daß die Mehrzahl der Fälle von seelischer Not und Krankheit von Konflikten herrührt, die eine Disharmonie in Psyche und Körper erzeugen. Konflikte entstehen dann, wenn Menschen konkurrierende oder widersprüchliche Tendenzen, die sie in sich tragen, nicht zu lösen vermögen, oder wenn sie schwierige Gegebenheiten nicht annehmen und nicht bewältigen können, oder wenn es gravierende Diskrepanzen zwischen Überzeugung und Verhalten gibt. Die folgende Auflistung ist eine kurze Zusammenfassung der Konflikte und

Symptome, die als Folgeerscheinungen bei Abtreibungsüberlebenden auftreten.[12]

Überlebensschuldgefühle

»Eigentlich sollte ich dafür dankbar sein, am Leben zu sein, aber wenn andere starben, dann hätte ich nicht leben sollen. Ich empfinde Schuld, weil ich fühle, daß ich irgendwie zu der Entscheidung beigetragen habe, sie auszulöschen.«

Menschen, die eine existentielle Schuld- bzw. Überlebensschuld fühlen, weil sie nicht abgetrieben wurden, glauben, es sei unangemessen, daß sie am Leben sind. Oftmals haben sie das Gefühl, sie seien weniger würdig, am Leben zu sein, als diejenigen, die gestorben sind. Menschen, die solche Konflikte haben, entschuldigen sich ständig dafür, daß sie sind, wie sie sind, oder versuchen, sich und ihr Leben zu rechtfertigen. Sie fühlen sich schuldig wegen ihrer Bedürfnisse und ihrer Abhängigkeit. Wenn sie in eine Depression fallen, neigen sie gewöhnlich zum Suizid. Wenn sie Angst haben sind, neigen sie zu meist hypomanischen Zuständen und versuchen krampfhaft, anderen Leuten zu gefallen. Manche fühlen sich vom rachsüchtigen Geist des abgetriebenen Geschwisterchens verfolgt.

»Warum bin ich am Leben? Wahrscheinlich gibt es irgendwelche äußeren Umstände, irgendetwas, was ich tat oder

---

12 In der kanadischen Originalausgabe ist im Anhang die Studie von Ney, P. G., Sheils, C., *Post-Abortion Survivor Syndrome: Signs and Symptoms* abgedruckt, samt ausführlicher Erhebungsdaten und Literaturverzeichnis. Bei Interesse an dieser Studie wende man sich bitte an: Mount Joy College International Office P. O. Box 27103, 772 Goldstream Avenue,Victoria, B. C. Canada V9B 5S4, Tel: (250) 642–1848, Fax # (250) 642–1841, Email: mtjoycollege@islandnet.com

nicht tat. Ich verdiene es nicht, am Leben zu sein. Ich fühle mich schuldig. Ich nehme einem anderen den Platz weg, stehle ihm die Zeit. Ich wünschte, ich könnte zu dem Augenblick zurückkehren, wo es passierte, und analysieren, was passierte. Ich möchte gerne wieder mit meiner Mutter verschmelzen.«

Existenzangst

»Ich würde ja gerne leben, aber ich fürchte, ich bin dem Untergang geweiht.« Menschen, deren Mütter in Betracht zogen, sie zu töten, oder deren Eltern eine Abtreibung arrangierten, die dann jedoch fehlschlug, haben das Gefühl, einem Todesurteil entronnen zu sein. Sie glauben, daß das Todesurteil noch immer wirksam ist und zu jedem Zeitpunkt vollstreckt werden kann. Weil sie lediglich durch »Zufall« am Leben geblieben sind, glauben sie, daß »Zufall« sie wahrscheinlich töten wird. Insofern sie am Leben sind, weil sie »erwünscht« waren, haben sie das Gefühl, daß sie weiterhin erwünscht zu bleiben haben, andernfalls haben sie nicht länger das Recht auf Leben. Es fällt nicht schwer, bei ihnen Gefühle von Scham auszulösen. Fortwährend suchen sie zu gefallen, sich einzuschmeicheln, »zu tanzen« und hoffen, Applaus einzuheimsen. Irgendwann wird dies so ermüdend oder zeitraubend, daß sie sich auflehnen. Der sinnlose Vandalismus etlicher Heranwachsender scheint ein Ausdruck ihrer Wut darüber zu sein, daß ihr Leben an diesem dünnen, bedrohlichen Faden des »Erwünschtseins« hängt. Geschenke, die sie erhalten, zerstören sie rasch oder werfen sie weg, im Bemühen, alles zu entfernen, was darauf hindeuten könnte, daß ihre Eltern versuchten, ihre Liebe zu kaufen. Sie neigen dazu, ängstlische Menschen zu sein, die auf das

Schlimmste gefaßt sind. Wenn sie nicht länger in der Lage sind, mit den normalen Abwehrmechanismen zu Rande zu kommen, verstricken sie sich in unterschiedliche Arten der Selbstverstümmelung (Selbstverletzung). Der (zugefügte) Schmerz oder das Blut sind eine Vergewisserung, daß sie am Leben sind, und nicht davor stehen, verrückt zu werden. Darüber hinaus scheint es eine Art Botschaft zu sein: *»Schaut her, ihr Götter, ich versuche mich selbst umzubringen, ihr müßt es also nicht tun.«*

Da Abtreibungsüberlebende derart unsicher über die Zukunft sind, haben sie Mühe, tatsächliche Verpflichtungen einzugehen, wiewohl sie leichthin Versprechungen machen, von denen sie wissen, daß sie sie nicht einhalten werden können.

»Ich möchte nicht, daß andere ihre Meinung über mich ändern. Es ist wichtig, bei anderen gut anzukommen. Darum gehe ich Verpflichtungen ein, selbst wenn ich weiß, daß ich diese nicht einhalten kann. Eine Verpflichtung ist eine wirkliche Last.«

Sie neigen dazu, Dinge auf die lange Bank zu schieben:

»Ich krieg's einfach nicht hin, etwas zu Ende zu führen, so schieb' ich's vor mir her und fühle mich dabei schuldig, aber ich kann nicht anders.«

»Ich möchte tun, was andere wollen; darum warte ich ab und schaue, was sie beschließen.«

»Ich ziehe es vor, daß ein anderer für mich die Entscheidung trifft. Ich habe kein Recht auf Leben. Ich bin noch immer ein Kind, welches einen Platz in dieser Welt zu finden sucht, wie ein kleines Lämmlein, das an der Seite seiner Mutter geht

und nach einer Zitze sucht, ein umherstreunendes Kind, das die Last von irgendetwas auf seinen Schultern trägt. Ich hatte so viele unbeantwortete Fragen, die ich nicht stellen konnte, weil niemand sie beantwortet hätte, und davon abgesehen, hätte ich nicht gewußt, wie ich sie hätte formulieren können. Mein ganzes Leben bin ich gerannt, dem Tod davongerannt, nein, vor etwas Schlimmerem als dem Tod davongerannt.«

»Ich litt unter dem unbestimmten Gefühl eines drohenden Verhängnisses, darum beschloß ich, keine Kinder zu bekommen. Keine Kinder zu haben, ließ mich an einer biologischen Schuld leiden, weil ich wußte, daß ich Kinder hätte haben sollen. Ich schiebe Dinge auf die lange Bank, und dann fühl' ich mich schuldig. Ich empfinde eine spirituelle Schuld. Ich bin geradezu gefangen in einem Netz von Schuld. Alles in meinem Leben ist Schuld.«

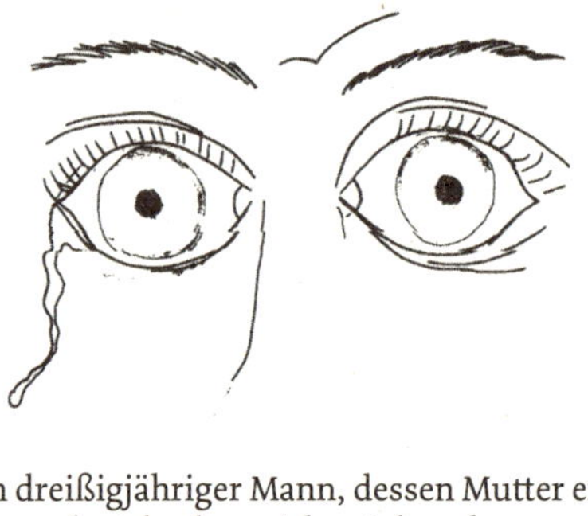

Ein dreißigjähriger Mann, dessen Mutter ein Geschwister abtrieb, als er sieben Jahre alt war, zeichnete dieses traurige Bild von sich selbst als Kind. Es zeigt ihn sorgenvoll und voller Anspannung; auf der Lauer, daß nichts Böses ihm zustoßen kann.

Angstvolle Bindungen

»Ich würde gerne ein enges Verhältnis zu meinen Eltern haben, aber es ist kein gutes Gefühl. Je näher ich ihnen komme, desto schlechter fühl' ich mich.«

Es gibt einen wohlbegründeten Zusammenhang zwischen Kindesmißbrauch und Abtreibung. Eine Mutter, die eine Abtreibung hinter sich hat, war taub für den hilflosen Schrei ihres ungeborenen Kindes. In der Folge hat sie Schwierigkeiten, ihre eigenen hilflosen Schreie oder die anderer zu vernehmen. Oftmals reagiert sie mit Gefühlen der Hilflosigkeit, Angst oder Wut auf das Schreien und Weinen anderer Kinder. Klinische Beobachtungen zeigen, daß Kinder, die nach einer Abtreibung geboren wurden, nach ihrer Geburt oft mehrere Monate hindurch häufig ohne ersichtlichen Grund weinen. Mütter bezeugen, daß sie enorme Schwierigkeiten haben, auf das hilflose Schreien ihrer Kinder einzugehen.

»Zwei Jahre nach meiner Abtreibung wurde mein Sohn geboren. Zwei Jahre lang schrie er Tag und Nacht. Er brauchte ständigen Körperkontakt. Kein Arzt wußte, was mit ihm los war.«

Die angstvolle, ambivalente und prekäre Bindung zwischen Eltern und überlebendem Kind rührt von drei Ursachen her:

1. Frauen, die eine Abtreibung hatten, haben Schwierigkeiten, mit den nachgeborenen Kindern Bindungen aufzubauen, sie zu berühren und zu stillen. Die Mütter und Väter nehmen diese grundlegenden Schwierigkeiten wahr und versuchen, sie durch zusätzliche Anstrengungen zu kompensieren, indem sie etwa

»schulbuchmäßig« vorgehen und die Liebe ihrer Kinder durch Geschenke erkaufen.

2. Das Kind, welches die Abtreibung überlebt hat, ist mißtrauisch gegenüber den Eltern und deren Liebesbezeugungen. Es denkt: *»Wie konntet ihr bloß, ihr, mein Vater und meine Mutter, liebende Eltern sein und zugleich ... eines meiner Geschwister umbringen«* oder *»überlegen, mich umzubringen«* oder *»versuchen, mich umzubringen«. »Ich habe kein Vertrauen in euch und vertraue auch nicht der Wut, die ich wegen all dem gegen euch verspüre. Ich muß meine Wut verbergen, ansonsten wird sie euch und mich zerstören.«*

3. Babys, die einer Abtreibung entkommen sind, stoßen oft abnormale, ängstliche Schreie aus, sobald ihre Mutter außer Sichtweite ist. Kleinkinder hängen ständig am Rockzipfel ihrer Mutter. Eine Mutter bestätigte die Tatsache, daß ihr Neugeborenes zwei Jahre lang, ohne Unterbrechung, geschrieen hat und während dieser Zeitspanne andauerndenden Körperkontakt benötigte. Dies ruft bei der Mutter äußerst ambivalente Gefühle hervor. Sie möchte das Kind von sich weg stoßen, erhöht damit jedoch dessen Angst und Anhänglichkeit. Derart tritt ein Teufelskreis in Kraft. Ältere Kinder sind entweder nie zuhause oder sie hängen zuhause herum. Beides ist ihrer Entwicklung abträglich. Kinder müssen sich geborgen fühlen, um ihr Umfeld zu erkunden, ihre Beobachtungen auszuprobieren und so ihre intellektuellen Fähigkeiten zu entwicklen. Kindertagesstätten – egal, wie freundlich und gut besetzt sie sind – sind dem eigentlichen Aufziehen von Kindern entgegengesetzt. Schulen haben ebenso ihre Defizite, naturgemäß, zumal im Vergleich zum »Home-Schooling«, denn keiner weiß besser Bescheid

um ein Kind als die Eltern und versteht dessen individuelle Lernanforderungen.

Abtreibungsüberlebende mit angstvollen Bindungen fragen einander im Erwachsenenalter fortwährend: *»Liebst du mich noch immer?«* Oft sagen sie:

»Ich brauchte andere Leute um mich herum, denn sonst hätte ich das Gefühl gehabt, überhaupt nicht am Leben zu sein. Jede Art von Stille, wenn niemand um mich herum war, machte mir Angst.«

»Wie konntet ihr, meine Eltern, liebevoll zu mir sein und doch eines meiner Geschwister töten. Wieso habt ihr darüber nachgedacht, mich zu töten, beziehungsweise versucht, mich zu töten? Ich muß auf der Hut sein. Sie könnten mir noch immer was antun. Ich trau' euch nicht und trau auch nicht der Wut, die ich euch gegenüber empfinde. Und dennoch brauch' ich euch. Sicherer ist es, wenn ich euch im Auge behalte und all die Zeit über beobachte. Genau das will ich tun, bis ich alt genug bin abzuhauen.«

»Ich war gerne allein, meine Mutter war gefährlich. Ich mußte brav sein. Ich durfte meine Mutter nicht aufregen.«

Da sie keine stabilen Bindungen haben, erfahren Abtreibungsüberlebende eine Vielzahl von Ängsten: Todesangst, Angst vor Dunkelheit, Angst vor dem »schwarzen Mann«, der sie holen kommt, bisweilen schreckliche Angst vor Messern. Sie denken, daß das willkürliche Ereignis, welches ihren Geschwistern das Leben raubte, schließlich auch ihnen den Garaus machen wird. Da sie in der Angst leben, daß ihr Leben ausgelöscht wird, machen sie keine Zukunftspläne. Und da sie im Vorhinein das Schlimmste befürchten, versuchen sie verzweifelt, über alles die Kontrolle zu behalten.

»Ich hatte oft entsetzliche Alpträume von großen Brotlaiben, die auf mich herabfielen und mich verschlangen. Als ich meiner Mutter davon erzählte, beruhigte sie mich nicht, sondern war sogar noch entsetzter als ich. Ich verstand nicht warum. Meine Mutter erzählte mir immer, daß ich ihr Lieblingskind sei, und ich dachte stets bei mir: ›Warum besteht sie so sehr darauf, daß sie mich liebt?‹«

»Mein Leben hörte auf, als ich zehn war. Eines morgens um sechs, kam meine Mutter und weckte mich auf. Sie sagte: ›Möchtest du eine kleine Schwester haben? Wir hätten dann nicht länger Zeit für dich und könnten nicht mehr mit dir in die Ferien fahren.‹ Ich antwortete ihr, was sie hören wollte. Ich war schlaftrunken, sie war in Eile, mein Vater war bereits im Auto und wartete darauf, sie ins Spital zur Abtreibung zu bringen. Sie ging aus dem Haus, und mein Leben hörte auf.«

»Meine Mutter war immer sehr distanziert und mit tausend Dingen beschäftigt. Sie umarmte mich nie. Andererseits war sie dermaßen besorgt, daß ich verletzt werden könnte. Ich habe nie diese distanzierte und zugleich exzessive Kontrolle über mich verstanden.«

Verheimlichung von Pseudo-Geheimnissen

»Ich muß unbedingt wissen, was ihr meinem ungeborenen Bruder (meiner ungeborenen Schwester) angetan habt; aber ich habe Angst, danach zu fragen.« Dieser Konflikt rührt von zwei hauptsächlichen Quellen her:

1. Ein Kind hat Angst davor, daß das, was es herausfindet, zu schrecklich ist. Würde es die Wahrheit

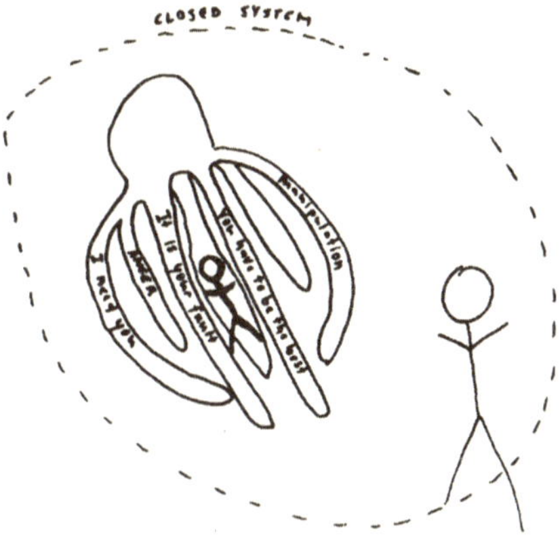

Diese 37 Jahre alte Frau zeichnete sich selbst – als sie ihre Kindheit malte – als eine Gefangene ihrer Mutter, die als ein riesiger Tintenfisch dargestellt wird. Die ganze Familie befindet sich in einem geschlossenen System. Lediglich der Vater steht mit einem Fuß draußen. Auf den umgreifenden Armen des Tintenfisches steht geschrieben: »Wut«, »Du mußt die Beste sein«, »Manipulation«, »Ich brauche dich« und »Alles ist deine Schuld«.

über seine Eltern wissen, daß sie nämlich sein Geschwister töteten oder töten wollten, dann würde das Kind verzweifeln. Es kann sogar sein, daß das Kind die Nahrungsaufnahme verweigert, da es sich fragt, ob es jemals sicher sein kann, nicht vergiftet zu werden von den Eltern, die es füttern. *»Ich hatte Angst vor dem, was ich entdecken würde. Das Schlimmste, was ich hätte entdecken können, wäre gewesen herauszufinden, daß ich nicht geliebt wurde, obgleich sie mir sagten, ich sei geliebt.«*

2. Der Abtreibungsüberlebende weiß, daß dann, wenn er/sie das verbotene Thema zur Sprache bringt, dies seine/ihre Eltern oder ihre Beziehung zueinander

zerstören könnte und damit auch die Familie, von der das Kind abhängig ist.

Kinder, die in Konflikte verwickelt sind, welche Geheimnisse betreffen, tendieren dazu, vorsichtig zu sein in Bezug auf das, was sie hören könnten. Das gewöhnliche neugierige, kindliche Lauschen vermeiden sie. Sie sind vorsichtig hinsichtlich dessen, was sie wahrnehmen, und vermeiden es, in familiärer Korrespondenz oder Familienarchiven herumzustöbern. Sie sind auch vorsichtig hinsichtlich dessen, was sie reden, und werden nicht nach Dingen fragen, die normalerweise das kindliche Interesse wecken. Ihre eigenen Gefühle von Angst und Wut, welche von der unbewußten Wahrnehmung des Pseudo-Geheimnisses herrühren, müssen verborgen werden. Eben darum neigen sie dazu, alle ihre Gefühle zu unterdrücken. Kinder stellen das Fragen ein, das zu einem normalen intellektuellen Entwicklungsprozeß dazugehört. Sie sind darauf bedacht, den Ausdruck ihrer Rede und ihrer Gefühle zu begrenzen, da diese zu gefährlich werden könnten. Sie werden zu furchtsamen Kindern, die spontane Freude und Begeisterung nicht ausdrücken. Als heranwachsende Jugendliche und schließlich als Erwachsene neigen sie dazu, den Medien zu vertrauen, weil sie sicher sind, daß diese sie belügen und dabei helfen, ihre eigenen wie die Pseudo-Geheimnisse ihrer Eltern aufrecht zu erhalten, so zum Beispiel: »Abtreibung tötet nicht wirklich ein Kind.«

Trotz ihrer Entschiedenheit, nicht wissen zu wollen, was in ihrer Familie tatsächlich passiert ist, sind sie sehr wißbegierig. Sie haben ein unersättliches Verlangen nach Zeitungen, Zeitschriften, Romanen, Fernsehen und so ziemlich allen Medien, die ihnen ein gewisses Maß an Aufregung bieten, jedoch nie die tatsächliche Wahrheit enthüllen. Die Nachrichten liefern einen mal abgedämpften, mal heftigen Beitrag zu einer spannungsgeladenen Vorahnung einer erwarteten Katastrophe. Zwar wollen Abtreibungsüberlebende sich nicht beunruhigen, aber es geht ihnen schlechter, wenn die Spannung nachläßt. Dieser Teufelskreis trägt maßgeblich zur Mediensucht bei. Man lebt und kommuniziert im Cyberspace, ohne physisch und persönlich gegenwärtig zu sein. Abtreibungsüberlebende leben in einer virtuellen Welt.

Mißtrauen

»Ich wünsche mir eine verbindliche Beziehung zu Menschen, aber ich weiß nicht, wem ich trauen kann.« Abtreibungsüberlebende mißtrauen Männern, weil Männer, insbesondere ihre Väter, eine viel größere Anstrengung an den Tag hätten legen können, um sie vor der mütterlichen Entscheidung zur Abtreibung zu schützen. Auch vertrauen sie Männern möglicherweise deswegen nicht, weil viele Männer Frauen zur Abtreibung nötigten. Abtreibungsüberlebende haben späterhin die Neigung, auf ihre Väter als »Schwächlinge« herabzuschauen, die feige sind und die angesichts destruktiver Kräfte kein Vorbild für Mut und Standhaftigkeit abgeben haben. Es ist für Abtreibungsüberlebende offenkundig, daß Männer – was selten erwähnt wird – ein Interesse daran haben, daß Abtreibung bequem zugänglich ist.

Abtreibungsüberlebende mißtrauen Frauen aufgrund deren mörderischen oder angstbesetzten Selbstsüchtigkeit. Sie können nicht glauben, daß der Ausdruck von Zuneigung besagter Frauen echt ist. Schließlich haben sie ein hilfloses Geschwisterchen getötet und dabei oftmals behauptet, »daß dies für alle Beteiligten das Beste sei«.

Abtreibungsüberlebende mißtrauen Autoritätspersonen und akzeptieren eine Führung nur unter vielen Zweifeln und Infragestellungen. Sind Politiker und Richter nicht diejenigen gewesen, die der gängigen Forderung nach Abtreibung nachgegeben haben?

Abtreibungsüberlebende werden skeptische Kinder, welche die Anstrengungen, die man zu ihrem Wohl unternimmt, nicht schätzen und im Haushalt nicht mithelfen wollen. Als Erwachsene haben sie große Schwierigkeiten, verbindliche Beziehungen einzugehen, suchen jedoch weiterhin nach jemandem, dem sie wirklich vertrauen können. Sie erleben eine ganze Kette von zerbrochenen Beziehungen, was sie nur zusätzlich darin bestärkt, gleichfalls genußsüchtig sein zu dürfen. Sie tendieren dazu, narzistisch und zynisch zu sein. Statt Sex als etwas Geheiligtes zu betrachten, gebrauchen sie ihn zur Selbstbefriedigung.

»Ich fühlte, daß meine Mutter gefährlich war. Ich hatte brav zu sein und durfte sie nicht aufregen. Sie hatte dermaßen viele Phobien, besonders was Messer betraf. Sie hatte Angst davor, allein gelassen zu werden mit alten Menschen oder mit Babies. Als ich neun war, wurde sie schwanger, und ich war neun Monate lang krank. Ich war so ängstlich, daß ich glaubte, verrückt zu werden. Ich konnte nicht mehr essen, ich befand mich in einem Zustand fortwährender Angst.«

»Nach ihrer Abtreibung schlief meine Mutter mit einem Metzgermesser unter ihrem Kopfkissen. Sie machte mir Angst, aber ich wollte sie nicht verletzen.«

»Ich hatte stets Angst vor meiner Großmutter und fühlte mich nicht wohl in ihrer Nähe. Sie kam mir merkwürdig vor. Erst viel später fand ich heraus, daß sie eine Abtreibung hatte.«

»Eines Tages, als ich zwölf war, hatte ich im Spital eine akute Panikattacke. Ich hatte einen Leukämierückfall und brauchte eine Knochenmarkstransplantation. Meine Mutter sagte mir, sie würde zur Pränataldiagnose gehen, um sicher zu sein, daß mit dem Baby alles in Ordnung sei. Ich wußte, was passieren würde, wenn bei dem Baby was nicht stimmen würde. Eines nachts dachte ich, daß die Ärzte vielleicht auch mich loswerden würden, sollte es mit mir nicht bergauf gehen. Nach all dem habe ich meiner Mutter nie mehr vertraut.«

»Ich wußte nie, an wen ich mich um Hilfe wenden konnte oder mit wem ich reden konnte. Meinen Eltern vertraute ich nicht, sie trieben zwei meiner Geschwister ab. Gott sei Dank hatte ich eine gute Freundin, mit der ich reden konnte.«

»Während meiner Psychoanalyse durchlief ich eine Regressionserfahrung im Mutterleib. Ich befand mich auf dem Boden, in Embryohaltung, und flehte meine Mutter an, mich am Leben zu lassen. Ich versprach ihr, ein braves Mädchen zu sein. Mein ganzes Leben verbrachte ich damit, zu versuchen, meine Existenz zu rechtfertigen und gut zu meiner Mutter zu sein. Ich habe noch immer Angst vor ihr, obwohl sie 86 ist. Ich habe mich nie für irgendetwas interessiert, außer für Bücher, denn diese erlaubten mir, in eine Phantasiewelt zu entfliehen.«

Selbstzweifel

»Ich würde gerne spontan, natürlich, frei und unbeschwert leben, aber immer, wenn ich es versuche, führen mich meine Impulse zu allen möglichen Problemen. Ich kann mir selbst nicht trauen, und ich kann meinen Eltern nicht trauen. Und offensichtlich mißtrauen sie mir, weil sie sich selbst nicht trauen, da sie ein hilfloses Kind umgebracht haben. Fortwährend bedrängen sie mich, ich solle vorsichtig sein und auf mich aufpassen. Wie kann ich da Vertrauen haben, daß meine Gefühle, Wünsche oder biologischen Funktionen mich leiten?«

Abtreibungsüberlebende neigen dazu, übermäßig zu essen, zu viel zu schlafen oder sich zu betrinken. In äußerst extremen Fällen leiden sie an Anorexie oder Bulimie. Sie neigen dazu, »öko« zu sein und/oder Hippies. Später wandlen sie sich zu »Yuppies«, welche zwanghaft ihr Gewicht kontrollieren, Diät halten und Fitness betreiben. In aggressiver Weise verteidigen sie ihre Besitztümer und ihr Vergnügen.

»Ich hatte so viele Ängste während meiner Kindheit; Angst vor der Dunkelheit, Angst davor, daß mich etwas zerstören würde, daß irgendjemand mich abholen würde. Ich schlief ganz zugedeckt, damit dieses »etwas« mich nicht finden und nicht zerstören würde. Ich vermute, es hat damit zu tun, daß meine Mutter meinen Bruder abgetrieben hat. Ich habe so viele aggressive Gefühle gegenüber Frauen. Ich sehne mich nach Verschmelzung mit ihnen, aber ich habe Angst vor ihnen. Ich möchte meine Freundinnen verletzen. Ich habe Schwierigkeiten, Entscheidungen zu treffen, ich fürchte mich vor meiner Vergangenheit, fürchte mich vor dem, was ich entdecken könnte.«

Ontologische Schuldgefühle

»Ich weiß, daß ich talentiert bin und daß mir viele Möglichkeiten offenstehen. Ich könnte gute Zukunftsaussichten haben, aber irgendwie scheine ich nicht in die Gänge zu kommen.« Abtreibungsüberlebende mit den hier beschriebenen Konflikten finden es schwierig, Arbeitsprojekte abzuschließen, ihre Ausbildung zu beenden oder eine Familie großzuziehen. Oft haben sie das Gefühl, daß die Zukunft zu ungewiß ist und daß sie sowieso nicht am Leben sein sollten. Sie geben ständig auf und fangen wieder von vorne an. Letztendlich entwickeln sie etliche Rationalisierungen für ihr Scheitern und sind vollauf mit ihrem Leben und ihren Vergnügungen beschäftigt. Es scheint, daß sie eine größere Katastrophe erwarten, selbst solche, die sie angeblich zu verhindern suchen. Unerfüllte und von ontologischen Schuldgefühlen geplagte Eltern drängen ihre Kinder häufig dahin, die eigenen Träume zu verwirklichen, die jedoch gewöhnlich weder der Persönlichkeit noch der geistigen Begabung der Kinder entsprechen. Diese schieben oft gute Gründe für ihren Mangel an Einsatz vor. Werden sie gebeten, sich auf irgendeine Weise an einer wertvollen Aufgabe zu beteiligen, dann haben sie eine Menge Entschuldigungen parat.

»Meine Existenz hing davon ab, erwünscht zu sein; doch muß ich mich ordentlich anstrengen, weiterhin erwünscht zu bleiben. Ich kann nicht ich selbst sein, ich bin anfällig für alle Arten der Manipulation.«

»Was mache ich mit meiner Wut? Was mache ich mit meiner Angst? Es gibt keine Wirklichkeit, es gibt bloß meine Wirklichkeit.«

»Du kannst nicht leben, du kannst nicht sterben. Diese Art zu leben kannst du keinem anderen weitergeben.« – »Dieser existentielle Brei ...«

»Ich mußte andere Kinder beobachten, um zu sehen, wie sie sich verhielten; daraufhin habe ich sie kopiert.«

Wenn ein Kind seinen Eltern nicht vertrauen kann und stets auf der Hut sein muß, dann fühlt es sich nicht frei, um die Welt zu erkunden. Darüber hinaus sind Mütter, die am Post-Abortion-Syndrom leiden, derart ängstlich, ihr Kind zu verlieren, daß sie es permanent ermahnen, vorsichtig zu sein. Die Ängstlichkeit ist damit reziprok. Weil besagte Kinder nicht frei sind, um die Welt zu erkunden und Fragen zu stellen, ist die Entwicklung ihres Intellekts behindert. Sie werden zu Menschen, die passiv Informationen aufnehmen. Kreativität, als eine der größten menschlichen Gaben, wird

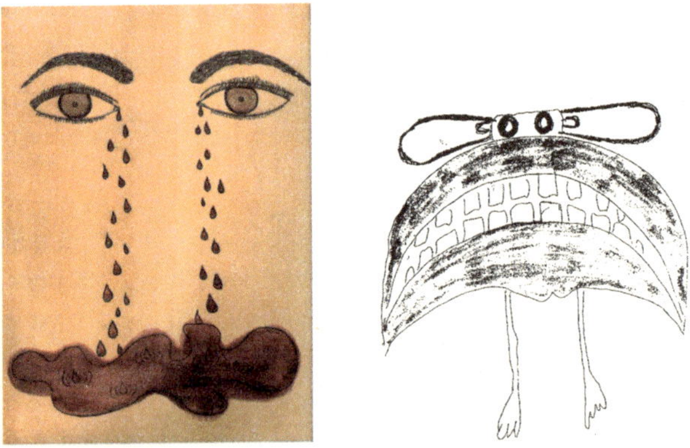

Die Selbstdarstellung einer Frau, Mitte zwanzig, die selbst eine Abtreibungsüberlebende und Tochter zweier Abtreiber war.

abgedrosselt. Ihr Sprachvermögen ist eventuell mangelhaft und oft haben sie Mühe, sich auszudrücken.

»Als ich vier Jahre alt war, beschloß ich plötzlich, nicht länger mit Puppen zu spielen. Ich wollte ein wirkliches Baby haben. Eines Tages nahm ich meine Puppe, malte auf sie männliche Geschlechtsteile und begrub sie daraufhin – merkwürdig genug – am Ende des Gartens.«

Abneigung Kindern gegenüber

Abtreibungsüberlebende tendieren dazu, hinsichtlich ihrer Identität und Existenz im Ungewissen zu sein. Darum fühlen sie sich durch Kinder bedroht. Sie vermeiden es, Kinder zu haben oder eine verpflichtende Familienbindung einzugehen. Sie lassen sich auf alle möglichen Arten von Sex ein, bei denen die Wahrscheinlichkeit gering ist, daß es dabei zu einer Schwangerschaft kommt. Sollten sie Kinder haben, neigen sie dazu, diese bereits in frühkindlichem Alter in Kinderkrippen zu geben. Viele Abtreibungsüberlebende haben eine Todessehnsucht und sie wissen, daß diese nicht damit vereinbar ist, eigene Kinder zu haben.

Zusätzlich zu diesen hauptsächlichen Konflikten haben Abtreibungsüberlebende meist ein unterentwickeltes oder negatives Selbstbild. Es kann sein, daß sie Wahrnehmungsstörungen haben und daß sie argwöhnen, verfolgt oder ausspioniert zu werden. Um mit ihren tiefsitzenden Konflikten fertigzuwerden, tendieren sie zum Gebrauch chemischer Substanzen. Sie versuchen, jede echte Wahrheitssuche zu vermeiden, und sind leicht durch politisch korrekte Meinungen zu beeinflussen. Ungewollt bedrängen sie Frauen, die am Post-Abortion-Syndrom leiden, indem sie zur schmerzlichen Erkenntnis der Frau beitragen, daß sie etwas äußerst Kostbares zerstört hat, nämlich das ebenso liebenswerte Geschwisterchen des Überlebenden.

Die meisten Abtreibungsüberlebenden sind Skeptiker. Sie haben das Gefühl, daß es keine Liebe gibt, eben darum haben sie auch Mühe, sich vertrauensvoll an Gott zu wenden. Da sie innerhalb ihrer Familie keine wahrhaft zuverlässigen und vertrauenswürdigen Beziehungen erlebt haben, vermeiden sie es, Menschen als Eltern anzuerkennen, und tun sich schwer, in Gott den liebenden Vater wahrzunehmen. Abtreibungsüberlebende empfinden möglicherweise auch ein tiefes Gefühl der Hoffnungslosigkeit.

Soviele Eltern haben ihren Nachwuchs zerstört; die Kinderzahl in der Gesellschaft hat darum abgenommen. Das wiederum hat zur Folge, daß die Zukunftserwartungen abnehmen, ebenso wie das Bedürfnis abnimmt, zum Wohl der Kinder Vorkehrungen zu treffen. Der Mangel an Kindern erzeugt Hoffnungslosigkeit, die Hoffnungslosigkeit untergräbt ihrerseits den Wunsch nach Kindern.

Während der vielen Begegnungen mit Kindern und Erwachsenen, die in Familien hinein geboren sind, in denen Abtreibungen stattgefunden haben, kamen wir zu der Erkenntnis, daß Kinder intuitiv darum »wissen«, daß es noch jemanden anderen in der Familie gibt, jemanden, der fehlt. Oft kommt dies zum Ausdruck in Träumen oder in imaginären Geschwistern, die Namen haben und mit denen man spielt, und/oder im Gefühl der Anwesenheit von jemandem, der fortwährend bei ihnen ist (eine Last auf ihren Schultern, jemand, der sie verfolgt). Eine junge Frau bemerkte, daß sie nicht in den Spiegel schauen könne, weil sie Angst habe, jemand anderen dort zu erblicken. Sie konnte eine »böse« Präsenz fühlen und hatte die Empfindung, daß jemand fehlte.

»Ich hatte das Gefühl, daß es jemand war, der mir sehr nahe stand, fast wie ein Zwillingsbruder oder eine Zwillingsschwester.«

Viele Kinder zeichnen spontan diese fehlenden Kinder, wenn sie Bilder ihrer Familien zeichnen.

Eine Frau berichtete ihrem neunjährigen Sohn von ihrer Abtreibung, die Jahre vor seiner Geburt stattgefunden hatte. Er sagte:

»Mama, ich wußte, daß da etwas nicht stimmte. Ich habe andauernd Alpträume, in denen Messer vorkommen und in denen meine Mutter mich umbringt. Ich habe in meiner Phantasie einen Bruder, der mich zu töten versucht. Wenn du den anderen nicht abgetrieben hättest, wäre ich dann geboren worden? Hättest du mich abgetrieben?« Später in seinem Leben sagte er einmal wütend zu seiner Mutter: *»Du hättest mich abtreiben sollen.«*

Eine 35jährige Frau, die ein Bild ihrer Kindheit gemalt hatte, verstand plötzlich, als sie das Bild betrachtete und den kleinen Bruder »sah«, den sie in ihrer Vorstellung immer gehabt hatte, daß ihre ganze tragische Familiengeschichte auf einer Abtreibung beruhte. Sie sagte:

»Als Kind war ich allzu gefangen in meinen eigenen Problemen, um zu verstehen, geschweige denn, daran zu denken, ich könnte eine Abtreibungsüberlebende sein. Ich versuchte einfach, zu überleben und den Mist zuhause auf die Reihe zu bekommen ...«

Als diese Frau ihre Kindheit in einem Bild malte, stellte sie sich selbst in eine Kiste (einen Sarg), umgeben von Chaos, Kampf und Verwirrung. Plötzlich wurde sie gewahr, daß sie unter ihren Eltern ein kleines Strichmännchen gezeichnet hatte, welches sich außerhalb einer kleinen Kiste (Mutterschoß?) befand. In diesem Augenblick dämmerte ihr, daß sie eine Abtreibungsüberlebende war und daß der ganze Schmerz ihrer Kindheit zurückverfolgt werden konnte bis zum Ereignis der Abtreibung.

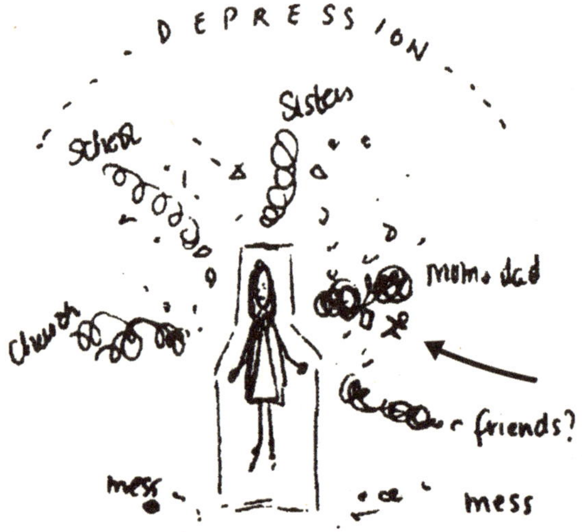

Wieso wissen Kinder Bescheid?

Sie vermuten es

Weil über Abtreibung oft in der Schule oder in den Medien geredet wird, fragen sich Kinder, ob es nicht vielleicht in ihrer eigenen Familie eine Abtreibung gegeben hat. Über die Lebensumstände ihrer Eltern nachdenkend und um deren Persönlichkeit wissend, vermuten sie, daß ein Geschwisterchen vielleicht abgetrieben worden ist. Und sie fragen sich, ob ihre Eltern womöglich sie selbst abtreiben wollten. Wenn sie einmal Verdacht geschöpft haben, dann suchen sie nach bestätigenden Anhaltspunkten.

Sie haben die Intuition

Aufgrund von Fähigkeiten, die schwer zu beschreiben sind, spüren Kinder, daß sie ein Geschwisterchen haben, das nicht da ist. Dieses intuitive Wissen zeigt sich in Träumen oder in imaginären Spielkameraden oder in Einbildungen, wie etwa dem kurzen, flüchtigen Eindruck eines Kindes, das sich hinter einem Baum versteckt. Wenn Kinder gebeten werden, ihre Familie zu zeichnen, dann kann es sein, daß sie ein oder zwei zusätzliche Kinder zeichnen. Und es kann vorkommen, daß Eltern mit unschuldigen Fragen konfrontiert werden: *»Mami, ich dachte immer, daß es noch ein Baby in unserer Familie gibt. Fehlt jemand?«*

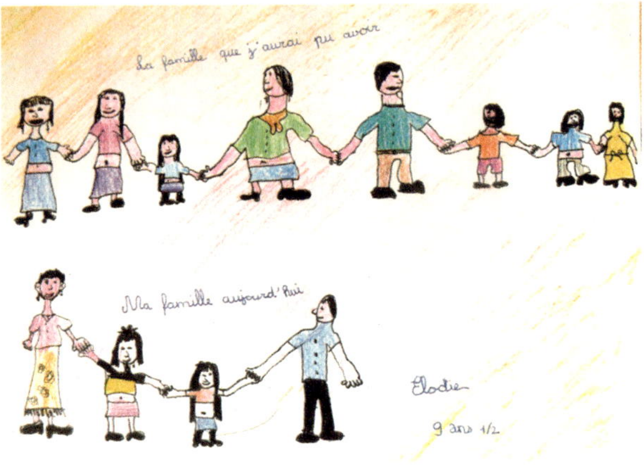

Ein neunjähriges Mädchen zeichnete die Familie, die sie eigentlich hätte haben sollen, sowie die Familie, die sie tatsächlich hatte.

Sie hinterfragen Pseudo-Geheimnisse

Kinder sind sich normalerweise bewußt, daß es bestimmte Familienthemen gibt, über die sie nicht reden sollten. Lücken in ihrem Wissen über die Familie sind Hinweise, worin diese Themen bestehen könnten, und so werden sie sehr neugierig. Sie trauen sich nicht zu fragen, weil sie befürchten, anschließend bestraft zu werden oder ihre Familie zu beunruhigen. Nicht selten nagen die Infomationslücken oder die Pseudo-Geheimnisse so lange an ihnen, bis sie einfach herausfinden müssen, was geschehen ist.

Sie prüfen indirekt

Kinder, die über ihre Verwandtschaft gerne Bescheid wüßten, befragen ihre Eltern oft auf indirekte Art und Weise über »Familiengeheimnisse«. Wenn ihre Eltern ausweichende Antworten geben, haben die Kinder den Verdacht, daß die wirkliche Antwort ihre schlimmsten Befürchtungen bestätigt. *»Mami, wie alt warst du, als ich geboren wurde?« »Als du ins Krankenhaus kamst, haben sie da was Schlimmes gefunden? Du hast nämlich nicht so gut ausgeschaut, als du nach Hause gekommen bist?«*

Sie hören mit

Es kann sein, daß Kinder, von denen man annimmt, sie würden gerade schlafen oder beim Spielen sein, mitbekommen, wie ihre Eltern über eine Abtreibung reden. Es kann auch sein, daß sie ein Telefongespräch zufällig mithören, oder mitbekommen, wie Freunde oder die Großeltern lautstark ihre Bedenken äußern. Selbst wenn die Unterhaltung nur undeutlich sein sollte, so beinhaltet sie doch üblicherweise ausreichende Information, daß die Kinder schließlich vermuten, der eigentliche Inhalt der Unterhaltung habe sich um eine Abtreibung in der Familie gedreht.

Kleine Geistwesen scheinen zu sprechen

Manche Leute sind der Meinung, daß Kinder über die Existenz eines abgetriebenen Geschwisters durch die Anwesenheit eines kleinen Geistwesens Bescheid wissen, welches sie möglicherweise während der Nacht oder wenn sie allein sind belästigt. Normalerweise sind jüngere Kinder eher neugierig denn ängstlich;

aufgrund der Reaktion ihrer Eltern merken sie jedoch, daß man darüber nicht reden sollte.

Sie werden in die Entscheidung, das nächste Kind abzutreiben, hineingezogen

Obgleich sich dies entsetzlich anhört, empfinden manche Eltern, es sei der rechte und auch demokratische Weg, ihre Kinder mit in die Diskussion einzubeziehen, ob die derzeitige Schwangerschaft beendet wird oder nicht. Das Kind wird vermuten, daß ein anderes Geschwisterchen bereits abgetrieben wurde oder daß dies auch ihm selbst hätte passieren können.

Sie ziehen Schlüsse aus den Familienproblemen

Da Abtreibung ein aktuelles Thema geworden ist, beginnen intelligente Kinder recht früh sich zu fragen, ob die Schwierigkeiten, die ihre Eltern durchmachen, nicht vielleicht von einer Abtreibung herrühren. Wenn sie das Post-Abortion-Syndrom kennenlernen, sind junge Menschen fähig zu begreifen, daß die Schuld und die Niedergedrücktheit, welche ihre Eltern ohne ersichtlichen Grund durchmachen, wahrscheinlich die Folgen einer Abtreibung sind.

Die Eltern platzen damit heraus

In ihrem Frust über ein bockiges, rebellisches Kind kann es passieren, daß Eltern manchmal ausrufen: »Du undankbares, kleines Miststück. Mein ganzes Leben lang habe ich mich um dich gekümmert. Ist dir klar, daß ich dich hätte abtreiben können (daß ich dich hätte abtreiben sollen)?«

Die Kinder erfahren es unverblümt

Manche Eltern erzählen es ihrem Kind unverblümt, weil sie an offene Familienkommunikation glauben. Unglücklicherweise wird diesen Kindern wenig Gelegenheit gegeben, Fragen zu stellen oder über ihre ausgeprägt widersprüchlichen Gefühle zu reden.

Klinische Fallbeispiele

Michelle

Michelle ist ein intelligentes, vier Jahre altes Mädchen, welches bei seiner Geburt im Stich gelassen und im Alter von zwei Jahren adoptiert wurde. Eines Tages gab sie ihrer Adoptivmutter eine Zeichnung mit folgenden Erklärungen: *»Das ist meine Mutter. Sie hat ein Baby in ihrem Bauch. Es ist mit Blut bedeckt. Die Mutti ist böse. Sie tritt das Baby und schlägt es. Aber das Baby ist ein gutes Baby.«* Das kleine Mädchen schlägt auf die Zeichnung ein, paßt aber zugleich auf, daß sie einen Teil des Bildes mit ihrer Hand abdeckt und so schützt. Als ihre Adoptivmutter sie fragt, warum sie den unteren Rand de Bildes bedeckt, antwortet sie: *»Baby gut, Baby gut.«* Da die Adoptivmutter erkennt, wie wichtig diese Zeichnung ist, erzählt sie Michelle, daß sie solche Bilder mag und gerne noch weitere hätte.

Michelle wußte nicht, daß sie bei einer Vergewaltigung gezeugt worden war und daß ihre leibliche Mutter versucht hatte, sie mit Hilfe von Stricknadeln abzutreiben. Ihre Adoptiveltern wußten darüber Bescheid, hatten aber nie etwas darüber zu Michelle gesagt. Michelle wußte lediglich, daß sie adoptiert worden war.

Einige Tage, nachdem sie dieses erste Bild gemalt hatte, zeigte sie ihrer Mutter eine ähnliche Zeichnung.

Diesmal jedoch befand sich in der Nähe des Babykopfes eine Art Nadel; sie war gebogen, und das Kind erklärte, daß das ein Haken sei.

Acht Tage später malte sie dieses Bild noch einmal. Als ihre Adoptivmutter sie fragte: *»Was meinst du, wird das Baby seiner Mutter verzeihen, daß sie es verletzt hat?«*, antwortete Michelle auf der Stelle: *»Nein, denn sie hat MICH getötet.«* Es war das einzige Mal, daß Michelle in der ersten Person über das Baby gesprochen hatte.

Kathy

Ich habe einen Ehemann und drei Kinder. In meiner Kirche bin ich als Seelsorgemitarbeiterin angestellt. Als ich mal grade zwanzig und noch unverheiratet war, wurde ich mit meinem Sohn schwanger. Damals lebte ich in Südamerika, wo die Abtreibung immer noch illegal ist. Mein Freund und seine Eltern setzten mich gewaltig unter Druck, damit ich abtreiben sollte. Ich war entsetzt über ihre Haltung. Obwohl ich meinen Glauben nicht länger praktizierte, wußte ich gleichwohl in meinem Herzen, daß Abtreibung Mord ist.

Es verletzte mich sehr, wenn ich darüber nachdachte, daß der Vater meines Babys wollte, daß ich es auf solch' grausame Art loswerden sollte. Mag sein, daß meine eigenen PASS-Symptome bewirkten, daß ich mich stärker mit dem Baby identifizierte, und auch dazu beitrugen, daß sich die äußerst heftigen Schutzgefühle, die ich dem Baby gegenüber hatte, verstärkten.

Ich glaube, Gott half mir, an meiner Entscheidung festzuhalten, denn von Natur aus bin, was Moral anlangt, nicht gerade mutig. Ich war immer enorm dankbar dafür, daß ich es tat. Mein Sohn ist heute 21 und ist derzeit dabei, sein Physikstudium abzuschließen.

Er ist auch ein Mann, der mit Gott verbunden ist. Die Welt wäre ohne ihn ärmer, ebenso mein Leben und das Leben so vieler anderer, auch das Leben seines Vaters.

Obwohl mir die meisten Sachen gelingen, habe ich ein Gefühl innerer Verlassenheit und Trostlosigkeit. Ich bin fortwährend auf der Suche nach einem Zuhause – vergeblich. Ich habe immer Hunger, einen unersättlichen Hunger nach Liebe. Ich brauche andauernd die Bestätigung, daß meine Existenz gerechtfertigt ist, da ich es richtig mache und gut bin. Bisweilen habe ich einen tiefen, mörderischen Haß auf Kinder. Das bringt mich aus der Fassung. Ich will Kinder nicht hassen, ich hab' doch ein Herz für unerwünschte Kinder.

Bevor mir geholfen wurde, hatte ich weder Freude an der Natur noch ein Bewußtsein für sie. Oft erlebte ich körperliche Empfindungen wie Eintauchen, Taumeln und Gleichgewichtsschwankungen wie die eines Babys im Mutterschoß. Visuelle Vorstellungen von einem Geistwesen, welches zwischen Himmel und Erde hängt und über die Dächer einer vom Krieg verwüsteten Stadt flüchtet, verfolgten meine Gedanken. Meine Mutter hatte ihre Abtreibung in London, während des Krieges, mit all den Bomben, dem Staub und den Gebäuden, die in Flammen aufgingen. Meine merkwürdige Empfindung vom Hängen über einer zerbombten Stadt stammt nicht von irgendwelchen Geschichten, die ich gehört habe, oder von irgendwelchen Bildern, die ich gesehen habe. Lediglich meine Mutter hatte davon wissen können – sie und ihr abgetriebenes Kind.

Obgleich ich nicht verstand wieso, wußte ich, daß ich an dem *Hope-Alive*-Ausbildungsseminar in Gruppentherapie teilnehmen sollte.[13] Und wiewohl alles sehr kurzfristig war, schaffte ich es auf unerklärliche Weise, die Zeit dafür zu finden! Kaum hatten wir an jenem Sonntagabend mit der Gesprächsrunde begonnen, war mir klar, daß ich über die Abtreibung meiner Mutter reden mußte. Ich hatte damals keine Ahnung über das Syndrom von Abtreibungsüberlebenden (PASS – Post-Abortion Survivor Syndrome). Selbst jetzt, beim Schreiben, vermeide ich es ganz bewußt, darüber etwas zu lesen.

Nachdem ich während einer Übungseinheit dieses Phänomen beschrieben hatte, gab der Ausbildner zu bedenken, daß dies typisch für PASS sei. Es war eine große Erleichterung für mich zu erfahren, daß es da endlich jemanden gab, der verstand, was ich jahrelang zu erklären versucht hatte.

Etwas, was ich nur verschwommen hatte erfassen können, mittels der flüchtigen Sprache der Träume, hatte nun plötzlich einen Namen bekommen. Und auch für die merkwürdigen körperlichen Empfindungen, die ich erlebt hatte – diese somatischen Erinnerungen an eine Schwangerschaft, die Gefühle des Eintauchens und Taumelns, einhergehend mit einem benebelten Verstand – dafür gab es nun eine Erklärung. Daß mir zum ersten Mal im Leben jemand wirklich zuhörte, mir glaubte und mich verstand, das war so, als würde ich überhaupt zum ersten Mal das kleine Mädchen mit seinem dunklen Geheimnis im Schatten wahrnehmen.

Einmal hatte ich eine ungewöhnliche Erfahrung, bei der ich innerlich nochmals erlebte, wie meine Mutter

---

13 *Hope Alive* ist ein vom Ehepaar Ney entwickeltes Therapieprogramm für Mißbrauchsopfer.

meine Schwester abtrieb. Ich hatte ein überwältigendes Gefühl, daß ich drauf und dran war zu sterben, daß ich den Wunsch hatte zu sterben. Ich verspürte schreckliche Bauchschmerzen, Hautkribbeln, Schmerzen im Bereich des Nabels und hatte den Eindruck, als würde ein schwarzes Gift in mich einströmen. Dieses Gift war ein enormer Haß auf Kinder. Ich mußte eine Zeitlang schreckliche Schreie herausschreien, die stets unter der Oberfläche gelauert hatten und oftmals hervorzubrechen drohten. Endlich befand ich mich an einem Ort, der sicher genug war, um sie auszudrücken. Ich bin sehr dankbar, daß man mir glaubte und mich ernst genommen hat.

Seit letztem Jahr habe ich darüber nachgegrübelt, wie ich auf nonverbalem Weg zu dem Wissen über meine Mutter gekommen bin. Sie starb, als ich 21 war, und sie hat mir nie von ihrer Abtreibung erzählt. Mein Vater erwähnte es kurz und beiläufig während eines Gesprächs, als ich 25 war. Er führte es als eine mögliche Erklärung für ihr jähzorniges Temperament an; doch sprachen wir nicht weiter darüber. Ich fühlte auf der Stelle, daß dies der Schlüssel sein mußte, aber erst neulich ist mir die Auswirkung der Abtreibung auf uns beide, auf sie und auf mich, klarer geworden.

Dabei darf nicht vergessen werden, daß dieses geheime Wissen, welches ich über die Abtreibung meiner Mutter empfing, akkurat und detailliert genug war, um besonders die Wahrnehmungen meiner selbst, meiner Mutter und bis zu einem gewissen Umfang auch die Wahrnehmung der Sicherheit der Welt, in die ich hineingeboren war, gezielt zu beeinflussen. Ich glaube, daß diese Information schon im Mutterleib auf mich übertragen wurde, und zwar mit genügend Perfektion in der Wahrnehmung, so daß einige meiner tiefsten Lebenseinstellungen dadurch geprägt wurden. Meine eigene Identität und Persönlichkeit wurde sowohl von der Anwesenheit wie der Erfahrung des abgetriebenen Babys überlagert und bedrängt. Ich habe das Gefühl, als ob ich mein ganzes Leben lang unter der Kontrolle des Geistes und der Erfahrung des toten Kindes gelebt habe. Gelegentlich verstärkte sich dieser Eindruck aufgrund bedrohlicher oder schmerzhafter Erfahrungen. Die Abtreibung meiner Mutter, Jahre vor meiner eigenen Geburt durchgeführt, sowie das Kind eines anderen Vaters hatten den allertiefsten Einfluß auf mein Leben.

Die Frage, wie ich zu dem geheimen Wissen über die Abtreibung meiner Mutter gekommen bin, kann lediglich spekulativ beantwortet werden. Das Wissen könnte etwa »übergangsweise« durch irgendeine spirituelle oder psychische Verknüpfung übertragen worden sein. Manche würden die Erklärung geben, daß es durch den »unruhigen Geist« des toten Kindes zustande kam; andere, daß es das Wirken eines dämonischen »Familien-« oder »Führungs-«Geistes ist, der sich als das abgetriebene Kind ausgibt. Anhänger *Jungs* mögen es deuten als Folge des kollektiven Bewußtseins. Ich bin mir nicht sicher, was die Erklärungen anbelangt, aber über meine eigenen Gefühle, da weiß ich Bescheid.

Ich habe das Gefühl, daß ich kein Recht auf Leben habe und darum auch nicht das Recht auf die guten Dinge des Lebens, kein Recht darauf, Dinge zu besitzen, kein Recht auf Ausblildung. Ich habe kein Zugehörigkeitsgefühl zur Welt oder zum Leben. Beziehungen erschöpften sich stets in der unterwürfigen Rolle des kleinen schwarzen Dienstmädchens, in der Figur des Aschenputtels. Hin und wieder spiele ich die Überlegene gegenüber denjenigen, die ich als unterlegen betrachte.

Es gibt da die verwundete, verwirrte, verlorene Person, die nicht weiß, wo sie hingehört. Sie ist ohne Wurzeln, umherirrend, staatenlos, besitzlos, auf der andauernden Suche nach einem Zuhause. Sie ist ein einsames, verfolgtes, sehnsüchtiges kleines Mädchen, das immer draußen steht und seine Nase an das Fenster des Lebens drückt und sich wünscht hineinzugelangen. Sie spürt, daß es da draußen noch viele andere Wesen gibt, die sich danach sehnen, hineingelassen zu werden – die Waisenkinder der Welt, die sich danach sehnen, zur Menschheitsfamilie zu gehören. Sie werden abgewiesen und ausgeschlossen, voller Sehnsucht, allein, verloren, einsam, verfolgt und dunkel. Sie sind unsichtbar, unerkannt, nicht anerkannt, man braucht sie nicht, namenlos, sie sind aus dem Leben herausgefallen. Doch ihre bedrängende Gegenwart ist allezeit da.

Das kleine Dienstmädchen ist schuldig, weil es lebt. Es verdient nicht zu leben. Es gibt keinen Bühnenplatz für sie, keinen zentralen Platz im Leben, keine Bühnenrolle. Niemand will sie, niemand will hören, was sie zu sagen hat. Es wäre zu traurig, zu düster, zu schmerzvoll und herausfordernd. Ihre Augen reden zuviel Wahrheit. Sie hat zuviel mitbekommen. Es gibt eine Verschwörung, sie im Dunkeln zu belassen. Sie ist der verschwiegene Aufbewahrungsort für die Scham der Welt, für die Schuld und den Schmerz der Welt. Und sie soll auch lieber im Stillen leiden, denn dann können die auf der Sonnenseite des Lebens weiterhin lachen.

Niemand will sich ihrer Realität stellen. Mit ihrem unschuldigen Schmerz, ihrer gebrochenen Zurschaustellung, ihren schamvollen Wunden richtet sie die Welt. Sie hat in ihrer stillen Unschuld zu viel zu sagen. Die Beredsamkeit ihrer aufgerissenen Augen beschämt die Kreaturen der Nacht. Darum verbarg ich sie gleichfalls aus Scham und versteckte mich mit ihr im Schatten.

Es ist so, wie wenn ein wütendes Elternteil das ungezogene Kind, das sich hinter dem Sofa versteckt hat, entdeckt und herauszieht, unwillig, beschämt, hilflos, wütend, alleingelassen, ohne Freunde, ohne einen Verbündeten, der hilft. Natürlich ist das Elternteil im Recht. Die Macht ist im Recht, das Kind ist im Unrecht – hilflos zu beschuldigen, voller Scham, am Leben zu sein –, voller Scham zu existieren. Es sind nicht meine Wunden, die mich am meisten schmerzen, noch nicht einmal meine beschämenden blauen Flecken. Nicht gehört zu werden – darum geht's. Zum Schweigen verurteilt zu sein, das ist es, was am meisten verletzt. Schlimmer, als nicht gesehen zu werden, ist es, nicht gehört zu werden.

Genauso bin ich in Wirklichkeit immer gewesen: Jemand, der darauf wartet, wirklich gesehen zu werden; und jemand, der – wider alle wundersame Hoffnung – darauf wartet, gehört zu werden. Ich war jemand, der darauf wartet, daß etwas passiert. Oft habe ich mit Erschöpfung zu kämpfen und einem Gefühl der Schwere, so als ob es ein Kampf sei, am Leben zu bleiben. Fortwährend scheine ich den Tod abzuwehren, den ich in mir fühle und in der Tiefe herbeiwünsche. Ich sehne mich danach, den Kampf des Lebens beenden zu können, diesen unaufhörlichen Kampf, am Leben zu bleiben. Ich hätte es gerne, wenn man mir erlaubte, mich niederzulegen und zu sterben. Ich möchte sanft ins Vergessen gleiten und den Kampf aufgeben. Die ganze Zeit über, so scheint's mir, lebe ich unter einem Todesurteil.

Wenn du den Tod mit deinen inneren Augen wahrgenommen hast, Blut in deinem Mund geschmeckt hast, das weichliche Fleisch in deinen Händen gespürt hast, dann kannst du niemals so tun, als sei das Leben dort draußen mehr als eine Vorspiegelung. Die innere Wirklichkeit ist zu schrecklich, zu wirklich, zu unmittelbar, um dich je etwas anderem hinzugeben. Diese Ersatzschwangerschaft ergreift deine innere Aufmerksamkeit, so daß nur dein aufgesetztes Lächeln ins Leben dringt. Dein inneres Selbst trägt den Tod – die Wunden und das bewegungslose Blut des Todes.

Du bist dazu verpflichtet, dieses Todesding auf ewig mit dir zu schleppen. Keine Geburt kann dich davon befreien. Die Geburt deiner eigenen Kinder betrifft nur deine äußere Hülle, wie im übrigen alle deine zwischenmenschlichen Beziehungen dort draußen. Es ist leicht, all das wegzugeben. Es zählt eh nicht. Die wirkliche Person trägt in sich den Tod, ein schwarzes, unter der Decke des Schweigens verborgenes Geheimnis, das nur dem tiefsten Herzen eines Mädchens bekannt ist, welches aus dem tiefsten Sein seiner Mutter das Leben (oder den Tod) bezogen hat. Und nur sie beide wissen darüber Bescheid. Das Mädchen lag nahe am Herzen seiner Mutter, es trank in tiefen Zügen von ihrem Tod, und es lernte vom Mutterschoß an, sie wegzustoßen.

Lediglich mein unruhiges Temperament sickerte an den Rändern meiner Selbstkontrolle durch. Dieses Temperament übernahm zeitweilig die Kontrolle über mich. Ich las Mord und Haß in den Augen meiner Mutter und lebte unter ihrem Todesurteil. Ich wurde bestraft wegen meiner Schwachheit, meiner Verwundbarkeit, meiner Bedürftigkeit und dafür, daß ich wagte, all dies zu sein. Ich getraute mich, ihr meine Bedürftigkeit aufzubürden, von ihr abzuhängen, ihre Selbstsucht herauszufordern, sie um Lebensunterhalt, Unterstützung und Fürsorge zu bitten.

Meine Mutter gab mir gerade genug, um am Leben zu bleiben, aber nicht genug, um wirklich zu leben. Mit Bedacht hielt sie ein labiles Gleichgewicht zwischen dem Beschwichtigen von Schuld und der Geheimhaltung ihres Innersten. Mir wurde derart erlaubt, am Leben zu bleiben, aber nicht wirklich zu leben. Währenddessen unterwarf sie mich derselben Behandlung wie der ihres eigenen Innersten. Mir wurde erlaubt, am Leben zu sein, ohne wirklich zu leben. Sie versagte mir soviel an Leben, wie schicklicherweise möglich war, ohne mich umzubringen.

Als ich begann, meine Geschichte zu erzählen, während die anderen Gruppenteilnehmer zuhörten, war es mir nicht länger möglich, meine Verletzung und meine schreckliche Angst zurückzuhalten. Plötzlich konnte ich spüren, wie all die schrecklichen Schreie, die in mir drin verschlossen waren, herauskamen. Als all der Schmerz aufbrach, fühlte ich, wie ich von meinem Stuhl auf den Fußboden herunterglitt. Ich fühlte mich sehr verwundbar, wie ein Ungeborenes, und merkwürdigerweise unfähig, mich zu bewegen oder meinem unvermeidbaren Schicksal zu entkommen. Meine Haut brannte, ich zupfte an ihr, versuchte, dem Schmerz zu entgehen. Ich konnte spüren, wie schwarzer, giftiger Haß durch meine Nabelschnur in mich hineinfloß. Der ganze kollektive Haß auf Kinder durch Generationen hin strömte in mich hinein, und ich wußte, daß er mich umbringen würde.

Meine Magenschmerzen waren furchtbar; sie hingen aufs engste zusammen mt dem schwarzen Gift, welches durch die Nabelschnur in mich hineinfloß. Ich kann nur vermuten, daß es sich dabei um den emotionalen Haß und das Mörderische handelte, das meine Mutter gegenüber dem ungeborenen Kind, meiner älteren Schwester, empfand. Ich konnte die Fluchtversuche des Ungeborenen spüren, seine schwachen Anstrengungen, den Kopf aus der Gefahrenzone zu bewegen. Ich weiß nicht, wie das Baby starb, aber anhand dessen, was ich in jener Nacht erlebte, stelle ich mir vor, daß es eine Injektion einer Salzlösung war oder etwas Ähnliches. Ich weiß auch nicht, wie alt das Kind war, doch hatte es genug Bewußtsein, um zu wissen, daß es in Lebensgefahr war und daß es sein Bestes versuchen mußte, um dem zu entkommen.

Noch eine ganze Menge mehr geschah während dieser Ausbildungswoche, was jedoch für mich am bedeutsamsten war, war die Entschärfung der Abtreibungserinnerung. Die somatischen Erinnerungen kehren zwar seit damals gelegentlich wieder; doch empfinde ich keine Bauchschmerzen mehr, auch nicht mehr dasselbe Ausmaß an Panik oder Herzflattern. Ich habe darüber gebetet, über die Todesangst, den Todeswunsch, über Schuldgefühle und das Gefühl, unter dem Todesschatten zu leben, weil meine Mutter mich und ihre andere Tochter aburteilte. Ich gerate auch nicht mehr so in Panik, wenn ich einer Autorität gegenüber bin. Und das Beste von allem: Ich lebe nicht länger durch meine Schwester Monika.

Zum ersten Mal in meinem Leben überhaupt bin ich so in eine Beziehung zu mir selbst getreten. Und das erlaubte mir, diesem kleinen schwarzen Mädchen tatsächlich die Gelegenheit zu geben, angehört zu werden, im Mittelpunkt zu stehen, Monika abtreten zu lassen und zum ersten Mal in einem freundlichen, willkommen heißenden, erfahrenen und kompetenten Umfeld angesehen und angehört zu werden.

In meinem Leben als Christ hat Gott mir Vieles enthüllt und hat mich in vielen Bereichen geheilt, doch nichts war so tiefgreifend wie die Heilung der Wunden, die ich als Abtreibungsüberlebende erfahren habe. Ich weiß, daß Jesus Christus von Nazareth für mich das Todesurteil erlitten hat, damit ich mit dem himmlischen Vater versöhnt werde. Ich lebe nicht länger unter dem Todesurteil, sondern im Licht Seiner Liebe, im Königreich des Sohnes Seiner Liebe. Dafür werde ich immer dankbar sein.

Anmerkung der Autoren:

Obgleich manche Kathys Geschichte unwahrscheinlich und »verrückt« erscheinen mag, so ist sie gleichwohl wahr. Kathy ist eine angesehene, aktive christliche Beraterin. Sie hat erfaßt, welche intensiven und tiefen Auswirkungen es auf ihr Leben hatte, eine Abtreibungsüberlebende zu sein. Und sie hat Schritte unternommen, diese Erfahrung zu verstehen und daran zu reifen.

Jean-Paul

Ich bin ein 49jähriger Sozialarbeiter in einem großen amerikanischen Ballungszentrum. Ich kümmere mich vor allem um Arme und Einwanderer. Ungefähr vor dreißig Jahren fand ich heraus, daß meine Mutter in Wirklichkeit meine Stiefmutter ist, und ich fing an, Nachforschungen über die frühere Ehe meines Vaters anzustellen. Dabei kam heraus, daß er in der Mitte der 1940er Jahre mit meiner leiblichen Mutter verheiratet war. Ich konnte sie schließlich aufspüren, und sie erzählte mir über die desaströse Beziehung, die sie mit meinem Vater hatte. Es war hauptsächlich eine Zweckehe. Mein Vater war Offizier bei den Streitkräften und hatte eine Vorahnung, daß er aus dem Krieg nicht heimkehren würde. Er wünschte sich jedoch unbedingt ein Kind, das ihn überleben würde; darum drängte er meine Mutter dazu, mit ihm Sex ohne Verhütung zu haben. Als sie herausfand, daß sie schwanger war, war sie derart wütend, daß sie im vierten Monat eine Abtreibung durchführen ließ.

Diese Abtreibung war nur zu 50 % erfolgreich. Sie nahm meinem Zwillingsbruder das Leben. Als sie im siebten Monat war, erkannte sie, daß sie noch immer schwanger war, und unterzog sich einer zweiten Abtreibung. Dieses Mal ging es um mich. Ich wog dreiundeinhalb Pfund, hatte Krämpfe, war gelbsüchtig und sterbend. Eine gutherzige Frau in dem Bordell, wo die Abtreibung stattfand, beschloß, mit mir einen Rettungsversuch zu machen. Nach einiger Zeit im Spital und anschließend in dem Bordell wurde ich in einem Kinderheim untergebracht. Etwa sechs Monate später entdeckte mich reichlich zufällig mein Vater. Danach kümmerten sich meine Großeltern um mich, bis ich zwei Jahre alt war. Dann heiratete mein Vater erneut, und ich lebte von da an bei ihm. Alles Beweismaterial dieser frühen Ereignisse wurde vernichtet. Ich begann, das alles herauszufinden, kurz bevor meine Stiefmutter starb. Ich wunderte mich stets darüber, wieso ich eine solch' feindselige Beziehung zu meinem Vater hatte und warum ich meiner Stiefmutter nie wirklich vertrauen konnte.

Ich war streitsüchtig und wurde dafür geprügelt, konnte aber nie wirklich verstehen, warum. Meine schwer geprüfte Stiefmutter konnte das ungewöhnliche Verhalten meines Vaters nicht verstehen; sie erklärte es schlußendlich damit, daß ich ihn so sehr an seine erste Frau erinnern würde. Als ich meine leibliche Mutter auffand, versuchte ich, mit ihr in Kontakt zu treten. Manchmal scheint sie begierig darauf, mich kennenzulernen, andere Male dagegen wünscht sie, ich würde nicht existieren.

Als Jugendlicher geriet ich an Alkohol, Drogen und Kinderprostitution. Seit 21 Jahren bin ich jetzt bereits weg vom Alkohol und den Drogen und hab nichts mehr zu schaffen mit dem Prostitutionsmarkt. Ich lebe zurzeit in einer monogamen Beziehung, bin umgeben von einer Anzahl fürsorglicher Leute und habe einen erfüllenden Job – aber noch immer fühle ich, daß etwas nicht stimmt. Selbst wenn Leute zu mir sagen: »Gott hat einen Plan«, entgegne ich: »Ja, das ist schön und gut, aber du machst nicht das durch, was ich durchmache.« Fortwährend denke ich an Tod und Sterben. Ich sage: »Statt eine solche Belastung für die Gesellschaft zu sein – wäre ich tot, dann würde tatsächlich niemand sich darum scheren.« Wenn ich niedergeschlagen bin, trifft es mich echt hart, und ich habe oft daran gedacht, mich umzubringen.

Die Leute sagen mir, daß ich doch viel Gutes an mir habe – daß ich ein wunderbarer Künstler bin – aber ich kann das nicht annehmen. Die Menschen sehen in mir Sachen, die ich einfach nicht sehen kann. Man sagt mir, mein Einsatz hinsichtlich ausgesetzter Tiere, unerwünschter Menschen, Umweltverschmutzung in unserer Nachbarschaft, Arbeitslosigkeit und besonders mein Engagement für die ungeborenen Babys sei eine großartige Sache, doch ich kann das nicht empfinden. In unserem Garten hinter dem Haus habe ich mit etwas Unterstützung anderer aus ausrangierten Kalksteinen eine kleine Kapelle gebaut. In der Nähe der Kapelle habe ich hunderte abgetriebener Babys in würdevoller Weise beerdigt. Jeder, der die Kapelle betritt, wird mir erzählen, daß er Rosenduft gerochen habe, aber es gibt keine Rosen auf dem Grundstück.

Man sagt zu mir, ich sei ein sehr begabter Künstler, aber wenn ich mir die künstlerischen Werke auf meinem Dachboden so anschaue, dann glaube ich nicht daran, daß ich selber sie machte. Es ist so, als hätte sie ein anderer gemacht. Ich mag die Arbeiten, aber sie stammen nicht von ›mir‹. Ich habe ein inneres Gefühl, welches ich kaum beschreiben kann, von gänzlicher Wertlosigkeit. Das trage ich in mir, solange ich mich erinnern kann. Ich habe mit einer Reihe von Psychologen über dieses Problem geredet, aber im Grunde wollen sie sich damit nicht befassen.

Ich weiß, daß ich ein Abtreibungsüberlebender bin, aber ich frage mich, wozu ich überhaupt hier bin. Hat ein jeder von uns irgendeine Bedeutung? Ich weiß, daß es Gott gibt ... Das ist nicht das Problem. Doch wo mein Platz in diesem ganzen Plan ist, nach allem, was ich durchgemacht habe, das entzieht sich mir. Manchmal habe ich das Gefühl, daß die andere Hälfte, mein Zwillingsbruder, der gestorben ist, schrecklich viel besser dran ist als ich. In mir ist ein tiefverwurzeltes Gefühl, mit dem ich, das spüre ich, nie fertig werde. Selbst Tod und Sterben machen mir nicht im geringsten was aus. »Okay, wenn ich weg bin, bin ich weg. Da ist nichts dabei.« Wenn Leute dann wütend auf mich werden und sagen: »Man wird dich schmerzlich vermissen«, dann sage ich darauf: »Das ist doch lächerlich. Ich lebe sowieso nur auf Pump. Ich mache das Beste aus dem, was ich bekommen habe, solange mir halt die Zeit dafür gegeben ist. Danach werde ich weg sein, und niemand wird sich darum scheren.«

Meine Mutter war für mich und meinen Bruder Richterin und Geschworenengericht. Zweimal wurde ich zum Tode verurteilt. Aus irgendeinem merkwürdigen Grund bin ich ein Abtreibungsüberlebender. Es ist ein Geheimnis. Ich habe zwei Abtreibungsversuche überlebt, viele Krankheiten, Kinderpornographie, Epilepsie, Gelbsucht, Drogen, Alkoholmißbrauch, Kindsmißbrauch, Prostitution, okkulte Praktiken und all das ... wozu? Ich bin unglaublich verunsichert in meiner Beziehung und frage mich, wie lange sie halten wird und wie lange ich durchhalten werde. Ich spüre, daß es für alle besser wäre, wenn ich tot wäre. Ich fühle mich wie ein Schmarotzer in der Gesellschaft, und das bin ich zeit meines Lebens gewesen.

Ich weiß, daß ein Todesurteil über mich verhängt wurde und daß dieses noch zu erledigen ist. Darum lebe ich ein extremes Leben. Also: Wenn's passiert –

wen kümmert's? Ich verdiene es zu sterben. Was Selbstmord betrifft, da gilt die altbekannte Redensart: »Rasiermesser tun weh, Herabspringen von Gebäuden läßt dich mies ausschauen für den Leichenbestatter, bei Gas wird dir übel usw.« Sollte ich jedoch emotional in eine Ecke gedrängt werden, ist das immer noch eine Möglichkeit. Vor ein paar Wochen war es wirklich sehr schlimm.

Ich war mir nicht klar, wie viel Wut da war, aber ich habe eine Menge Wut auf meine leibliche Mutter und eine Menge unverarbeiteter Wut auf meinen Vater. Ich habe alles Mögliche ausprobiert, um das zu bewältigen, aber nichts passiert. Ich weiß, daß die Leute wollen, daß ich da bin, aber es sieht nicht so aus, als ob das irgendeinen Unterschied machte. Ich entschuldige meine Existenz andauernd damit, daß ich anderen helfe.

Ich ging zum Grab meines Vaters und meiner Stiefmutter. Ich sagte: *»Wißt ihr, ihr seid* dort, *und ich bin* hier. *Ich hab diesen ganzen Mist überlebt. Ich begrab ihn mit euch. Das war's. Ich werde nie mehr zurückkommen.«* Dann bin ich gegangen. Es sollte wie ein Zauberstab sein, aber es war lediglich eine vorübergehende Hilfe. Wieder ging es zurück in diesen ganzen Selbstbeschuldigungstrip.

Wenn ich eine Gelegenheit hätte, mit meiner Mutter zu reden, würde ich sagen: »Warum behandelst du mich so? Ich war nicht wütend auf dich. Warum, Mama, warum?« Ich hatte gehofft, sie würde stolz auf mich und meine Kunstwerke sein, aber sie sagte absolut nichts. Vielleicht wird sie nicht fertig mit der Tatsache, daß sie zweimal versucht hat, mich abzutreiben. Sie kann sich selbst nicht annehmen und sie kann mich als einen Teil von ihr nicht annehmen. Es gibt Vieles, was ich nicht verstehen kann. Wenn ich mich nicht umbringen kann, dann muß ich wohl weiterhin versuchen zu verstehen, warum.

Anmerkung der Autoren:

Jean-Paul war ein mutiger, sensibler, liebevoller, künstlerisch begabter Mensch, der mit den enormen Schwierigkeiten seiner Vergangenheit zu kämpfen hatte, bis er schließlich Selbstmord beging. Er dankte Gott, daß es in seiner Stadt einige liebevolle Menschen gab, die verstanden, was er durchmachte, und die zu ihm hielten. In zunehmendem Maße war ihm bewußt geworden, wie die Tatsache, ein Abtreibungsüberlebender zu sein, seine Sicht auf die Welt geprägt hatte, und er wollte in der Lage sein, sich damit auseinanderzusetzen. Er spürte, daß die Welt erfahren sollte, was es heißt, ein Abtreibungsüberlebender zu sein. Als gerade niemand für ihn da war, brachte Jean-Paul sich um.

Auswirkungen auf die Welt

Mittels Kontrazeption (Verhütung) und Abtreibung versucht ein Großteil der Gesellschaft, eine Utopie zu verwirklichen, die auf der Idee gründet: »Das erste Recht eines jeden Kindes ist das Recht, erwünscht zu sein.« Die moderne, abgedroschene Phrase lautet: »Jedes Kind muß ein erwünschtes Kind sein.« Gemäß dieser Logik gilt: Ist eine Person (gleich ob ungeboren oder nicht) unerwünscht, so hat diese Person kein Recht auf Leben.

Wir haben eine neue Existenzangst in unser Leben eingeführt. Zu leben hängt nun davon ab, erwünscht zu sein. Niemand ist länger sicher, ein jeder muß sich abrackern, erwünscht zu bleiben, denn nicht erwünscht zu sein bringt das Todesurteil mit sich. Mein Leben oder mein Tod hängt davon ab, ob mich jemand will oder nicht will. Ich habe kein unveräußerliches Recht auf Leben. Wenn ich lebe, weil ich erwünscht war, dann muß ich die Erwartungen erfüllen, die diejenigen (Eltern oder Staat) an mich haben, die mich erwünschen. Immer hat irgendjemand anderer einen Plan für mich. Meine Würde ist keine mir innewohnende, unveräußerliche, sondern hängt davon ab, wie sehr die Leute mich wollen; sie ist folglich ein relativer und fremdbestimmter Wert. Wenn ich keine absolute, gottgegebene Würde besitze, dann besitzt sie auch niemand anderer. Dann bin ich ersetzbar, und die anderen ebenso. Das unveräußerliche Recht auf Leben ist derart nicht anerkannt. Die Würde einer Person – von Gott gegeben, einem jeden gegeben, ohne Einschränkungen – wird selten erwähnt oder anerkannt. Folglich hängt nun das Recht eines Menschen davon ab, ob er oder sie erwünscht ist. Beliebtheit und »Teamfähigkeit« sind nun die Schlüsselwörter für wirkliches Glück.

Forschungsergebnisse

Wir haben die Auswirkungen des Syndroms der Abtreibungsüberlebenden (Post-Abortion Survivor Syndrome – PASS) untersucht. Wir benutzten Fragebögen, um Daten aus einer Vielzahl von Ländern zu sammeln. Unsere vorläufigen Resultate zeigten an, daß in zufälligen Stichproben von Abtreibungsüberlebenden 27 % der Befragten den Eindruck hatten, daß ihre Eltern erwogen, sie abzutreiben, 47 % hatten den Eindruck, daß sie eine verminderte Überlebenschance hatten, und 35 % hatten abgetriebene Geschwister. Ein/e Abtreibungsüberlebende/r zu sein beeinträchtigte ihr Leben auf vielerlei Weise. 23 % hatten den Eindruck, sie verdienten es nicht, am Leben zu sein, und 53 % hatten Schwierigkeiten zu wissen, wer sie eigentlich sind.

Statistiken

Weltweit gibt es jedes Jahr annäherungsweise ca. 40–50 Millionen chirurgischer Abtreibungen; in einigen osteuropäischen Ländern hatten 90 % der Frauen Abtreibungen, oftmals mehr als 10 Abtreibungen pro Frau. In China werden offensichtlich sämtliche Schwangerschaften bis auf eine gewaltsam beendet (Stichwort: Ein-Kind-Politik). Damit liegt in beiden Regionen die

Chance eines Kindes, die Schwangerschaft zu überleben, bei 10–20 %. Nahezu alle Kinder in diesen Ländern haben zumindest ein abgetriebenes Geschwisterchen.

In den USA haben annähernd 70 % der Frauen, wenn sie 45 Jahre alt sind, eine Abtreibung hinter sich; weitere 10–15 % haben eine Abtreibung in Erwägung gezogen. Wenn alle diese Frauen nur ein (überlebendes) Kind hätten, dann hieße das, daß etwa 85 % der in Nordamerika geborenen Kinder Abtreibungsüberlebende sind. Da manche Frauen nach Abtreibung keine weiteren Kinder mehr bekommen, könnten schätzungsweise 60–70 % der in den westlichen Ländern geborenen Kinder Abtreibungsüberlebende sein.

Eine andere Berechnungsmöglichkeit bestünde darin, die Tatsache in Erwägung zu ziehen, daß in Nordamerika etwa eine von drei Schwangerschaften mit Abtreibung endet. In manchen Städten, z. B. in Washington, D. C., werden im Durchschnitt 50 % aller Schwangerschaften gewaltsam beendet. Folglich hat in einer einzelnen Familie ein Kind eine 50–70 % Überlebenschance. Darüberhinaus sind auch solche Kinder als Abtreibungsüberlebende anzusehen, die zwar geboren wurden, deren Abtreibung jedoch erwogen wurde.

Seit den 70er Jahren des 20. Jahrhunderts sind in den westlichen Ländern Abtreibungen ohne große Schwierigkeiten zugänglich, was zur Verbreitung der Abtreibung bei ungefähr 60 % aller Frauen, die älter als 15 Jahre sind, geführt hat, weil …

- ca. ein Drittel sämtlicher Schwangerschaften gewaltsam beendet wird,
- Frauen im Durchschnitt 3,2 Schwangerschaften aufweisen,

- 40 % der Abtreibungen an Frauen vorgenommen werden, die bereits eine Abtreibung hatten, und ferner
- nicht alle Frauen, die eine Abtreibung hinter sich haben, lebende Kinder haben,

kann davon ausgegangen werden, daß schätzungsweise 50 % der unter 42jährigen Abtreibungsüberlebende sind beziehungsweise annähernd die Hälfte der Bevölkerung. In den Ländern Osteuropas war Abtreibung seit 1920 leichthin verfügbar, derart sind 80–90 % der Bevölkerung Rußlands und der umliegenden Länder Abtreibungsüberlebende. In China wurde in den achtziger Jahren die »Ein-Kind-Politik«[14] eingeführt; darum sind mindestens 85 % der bis zu 35jährigen Abtreibungsüberlebende.

Es scheint plausibel anzunehmen, daß in jeder Bevölkerung mit einem hohen Prozentsatz an Abtreibungsüberlebenden, die tiefsitzende, unbeachtete Konflikte haben, Auswirkungen auf das funktionierende Gesamtgefüge dieser Gesellschaft auftreten. Gibt es eine Wechselwirkung zwischen dem Prozentsatz an Abtreibungsüberlebenden in einem Land und den dort auftretenden Konflikten? Wir benötigen Maßstäbe, um irgendwelche Zusammenhänge zwischen der Zahl der

---

14 Zur künstlerischen Auseinandersetzung mit dieser Politik, siehe folgenden Artikel über den chinesischen Maler Li Tianbing; dort auch Abbildung aussagekräftiger, verstörender Gemälde des Künstlers: http://www.lifesitenews.com/news/a-childhood-lost-painting-chinas-one-child-policy

Abtreibungsüberlebenden und der Quantität an politischem Chaos, wirtschaftlichen Unruhen und familiären Auflösungserscheinungen zu messen und zu evaluieren. Es scheint, als seien die osteuropäischen Länder mit der höchsten Rate an Abtreibungsüberlebenden die am stärksten betroffenen. Wir sind gleichfalls daran interessiert zu ermitteln, ob es eine Korrelation zwischen der Anzahl an Abtreibungsüberlebenden und der Menge an psychiatrischen Erkrankungen gibt, ablesbar an einer entsprechenden Rate von Krankenhausaufenthalten sowie der Höhe der ärztlichen Kosten in einem Land.

Die Auswirkungen auf die Gesellschaft

Ein Abtreibungsüberlebender zu sein, erzeugt eine Reihe von Konflikten, die wiederum Mechanismen auslösen, welche ineinander greifen und schwer zu sondieren sind. Die folgenden Faktoren jedoch, die eine Gesellschaft in Mitleidenschaft ziehen, können ausgemacht werden:

Mißtrauen

> Mißtrauen gegenüber der Ärzteschaft ist weitverbreitet; die meisten Menschen holen ein zweites oder drittes Gutachten ein.

Da Abtreibungsüberlebende ihren Eltern nicht vertrauen können, vertrauen sie bloß sich selbst oder einander. Dies macht es für alle mühsam, Verträge abzuschließen. Und daher kommt es, daß sich die Leute an eine Schar von Anwälten und Steuerberatern wenden, um ihre Seite der Abmachung abzusichern. Die Gegenseite muß gezwungenermaßen das Gleiche tun.

Unehrlichkeit

Viele Abtreibungsüberlebende haben eine tief verwurzelte Tendenz zur Unehrlichkeit. Der Grund dafür ist, daß sie hinsichtlich einiger der entscheidendsten Familienangelegenheiten nicht wissen, was wirklich geschah, und Angst davor haben nachzufragen. Sie verbringen ihre jungen Leben damit, tiefere Wahrheiten zu umgehen. Dies wiederum hat einen tiefgreifenden Einfluß auf ihre Fähigkeit, viele andere Aspekte ihrer selbst wahrzunehmen. Hinzukommt eine von den Eltern überkommene Unehrlichkeit. Wenn die Eltern ihren tiefsten Schmerz und ihr schrecklichstes Verbrechen nicht eingestehen können, dann ist es schwierig für sie, ehrlich zu sein. Die Kinder konspirieren daher mit den Eltern und lernen dieselben Tendenzen des Ausweichens und der Täuschung.

Zynismus

Aufgrund der großen Diskrepanz zwischen Eltern, die einerseits sagen, daß sie ihre Kinder lieben, aber andererseits eines ihrer Kinder umbrachten beziehungsweise in Erwägung zogen, es umzubringen, neigen Abtreibungsüberlebende dazu, in vielerlei Hinsicht zynisch zu sein. Die Aufrichtigkeit von Liebe, Mitgefühl, elterlicher Fürsorge und nachbarschaftlicher Anteilnahme zweifeln sie an. Sie sind besonders zynisch gegenüber Vorschriften, die eine Autorität erläßt, und neigen dazu, staatlich verordnete gute Weisungen als bedeutungslos zu erachten. Unter dem Strich

Abtreibungsüberlebende neigen dazu, hinsichtlich der meisten Dinge zynisch zu sein. Sie machen Witze über Tragödien, spötteln über leidende Menschen und versuchen angestrengt, kein Mitgefühl zu zeigen. Sie wollen nicht, daß irgendjemand weiß, wie verwundbar sie sind. Ihre Unterhaltungen drehen sich darum gewöhnlich um nebensächliche Ereignisse.

bedeutet dieses Faktum, daß es so viele Abtreibungsüberlebende mit diesen Konflikten gibt, daß es äußerst schwierig ist, geschäftliche Angelegenheiten zügig abzuwickeln. Da gibt es soviel an Mißtrauen, Unehrlichkeit, Zynismus und Mißachtung von Autorität, daß viele Geschäftsabschlüsse lediglich mit großer Skepsis und dementsprechend großem Aufwand an Anwälten und einem Wust von gesetzlichen Papieren zustandekommen, was tendenziell dazu beiträgt, daß die Geschäftskosten steigen und der zügige Geschäftsablauf behindert wird.

Unreife

Viele Abtreibungsüberlebende haben Angst davor, erwachsen zu werden. Einerseits liegt dies daran, daß sie fühlen, eine geborgene, wohlbehütete Kindheit verpaßt zu haben, andererseits scheint ihnen ihre Zukunft so unsicher. Sie selbst wollen keine Verantwortung übernehmen, beschweren sich jedoch über jene, die welche übernehmen.

Mangel an Dankbarkeit

Da viele Abtreibungsüberlebende im Unklaren darüber sind, ob es für sie ein Glück ist, am Leben zu sein, sind sie nicht einfach zufriedenzustellen und werden zu leichten Zielobjekten der Medien- und Verbraucherindustrie. Viele neigen dazu, ohne große Überlegung einzukaufen. Haben sie dann ihre überflüssigen Sachen, brauchen sie schließlich für ihren »Plunder« immer größere Aufbewahrungsorte.

Chronisches Unglücklichsein

Abtreibungsüberlebende tendieren dazu, keine Freude zu empfinden, und sind häufig mit krankhaften und krankmachenden Sorgen hinsichtlich ihres eigenen Lebens beschäftigt. Sie haben Angst davor, über Tiefsinnigeres nachzudenken. Um unglückliche Gefühle zu vermeiden, verbringen sie reichlich viel Zeit damit, sich abzulenken. Ein Nachweis dafür könnte ihr Interesse an Gewalt und krankhaftem Sex in den Medien sein.

Mißachtung von Autorität

Abtreibungsüberlebende neigen dazu, Autorität gleich welcher Art zu mißachten, weil sie denjenigen nicht vertrauen, deren Fürsorge sie bei ihrer Geburt anvertraut waren. Junge Leute, die wütend darüber sind, daß ihr Leben am seidenen Faden des »Erwünschtseins« hängt, tendieren dazu, aufsässig und mutwillig destruktiv zu sein.

> Gesellschaften, in denen die Abtreibung legalisiert wurde, zeigen sehr schnell Anzeichen eines Versagens der sozialen Bindungen und der nachbarschaftlichen Anteilnahme.

Zerbrechliche Beziehungen

Da sie verunsichert sind hinsichtlich ihrer Zukunft, fällt es Abtreibungsübelebenden schwer, Verpflichtungen einzugehen. Dies hat zur Folge, daß der Ehegattenunterhalt für Schwangere abnimmt, was wiederum zur Folge hat (wie unsere Forschungsergebnisse zeigen), daß das Risiko für eventuelle Abtreibungen und Fehlgeburten ansteigt. Viele Abtreibungsüberlebende haben kein Interesse daran, selbst Kinder zu haben. Folglich kommt es zu einem Bevölkerungsrückgang. Eine Marktwirtschaft kann so nicht funktionieren, denn einerseits gibt es weniger Konsumenten für die produzierten Güter, andererseits gibt es zu wenige Steuerzahler, um die Pensionen, die Altersvorsorge etc. derjenigen zu finanzieren, die wesentlich zum Konsum beitragen.

Wiederholen tragischer Dreiecke

Abtreibungsüberlebende neigen dazu, passive Teilnehmer (oder Beobachter) zu sein, die eher zuschauen, wie sich unglückliche Ereignisse entwickeln, statt zu versuchen, korrigierend einzugreifen. Dies freilich vergrößert ihre Schuldgefühle, wobei Ihre unterschiedlichen Arten der Schuld verleugnet und selten näher angeschaut werden. Dies trifft besonders dann zu, wenn aktuelle Sozialphilosophien lehren, daß Schuld ein schlimmes, auf jeden Fall zu vermeidendes Gefühl sei, welches nur deswegen auftrete, weil engstirnige religiöse Eiferer am überholten Konzept von Sünde festhalten würden. *(Siehe auch Abbildung auf der nächsten Seite.)*

Wachsende Zahl von Abtreibungen

Es kann sein, daß Abtreibungsüberlebende wütend auf ihre Eltern sind, mit dieser Wut jedoch nicht umzugehen verstehen, weil sie Angst haben, eine Beziehung einzubüßen, die immer schon angespannt, heikel war.

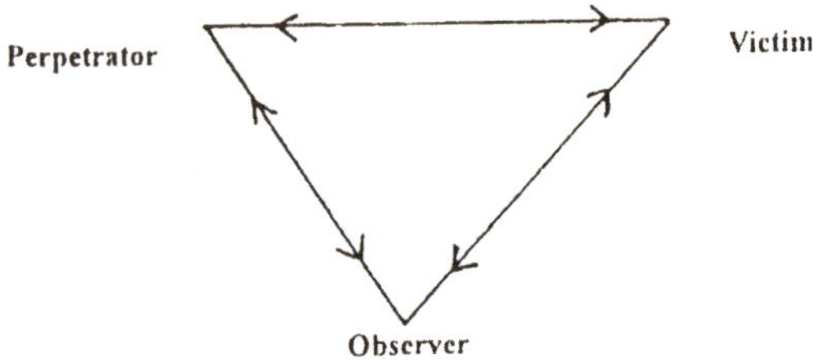

Das sogenannte tragische Dreieck bei Mißbrauch oder Abtreibung: Perpetrator = Täter, Victim = Opfer, Observer = Beobachter. Ausführlich werden diese tragischen Beziehungen erläutert in: Ney, P. G., *Deeply Damaged. An Explanation for the Profound Problems Arising from Aborting Babies and Abusing Children*, Pioneer Publishing: Victoria, Canada ^{3}1998, S. 73 ff.

So kann es sein, daß sie ihre Wut auf ihre Kinder übertragen. Wenn dies passiert, dann besteht eine größere Wahrscheinlichkeit, daß sie ihre Kinder abtreiben, mißbrauchen oder vernachlässigen. Abtreibungsüberlebende werden unbewußt angetrieben, die Tragödien ihrer Eltern rund um die Abtreibung zu wiederholen (zu re-inszenieren). Darum auch ist einer der Faktoren, der am stärksten mit der Entscheidung von Frauen zur Abtreibung verknüpft ist, die Tatsache, daß ihre Mütter bereits eine Abtreibung hatten.

Grüne

Abtreibungsüberlebende zeigen sich mehr betroffen über die Umwelt als über Kinder. Sie unterstützen Konzepte wie etwa das der »sanften Mutter Erde« als eine Art Ersatz für die eigenen, grausamen Mütter. Es ist offensichtlich, daß der Umweltschutz ins Leere läuft, wenn nicht an erster Stelle die Familien und die Menschen stehen. Abtreibungsüberlebende sind besorgter um die Umwelt als um Kinder, selbst als um ihre eigenen Kinder.

Passive Beobachter von Tragödien

Da sie nicht in der Lage waren, die unschuldigsten und hilflosesten Menschen zu verteidigen, oder sogar an deren Todesurteil beteiligt waren, sind Menschen dieser Generation zu passiven Beobachtern der meisten menschlichen Katastrophen herangewachsen. Tragödien, die sich in ihren Familien oder in der Welt ereignen, scheinen keine große Reaktion hervorzurufen. Diese passive Haltung wird durch das Fernsehen verstärkt. Man schaut den größten menschlichen Tragödien an weit entfernten Plätzen zu, während man den Komfort des eigenen Zuhauses genießt. Die zuschauende Person ist unfähig einzuschreiten, und diese Passivität angesichts menschlicher Dramen wird zunehmend zu einer konditionierten Reaktion.

Das Bedürfnis, stets politisch korrekt zu sein

Was passiert mit Menschen, die fühlen, daß sie kein innewohnendes, unveräußerliches Recht auf Leben haben, kein Recht, einfach sie selbst zu sein, die fühlen, daß sie weder Wert noch Würde haben, die fühlen, daß sie weder sich selbst noch anderen trauen können? Eine neue Generation von Sklaven ist geboren! *»Ich muß, wenn ich leben will, dafür sorgen, erwünscht zu bleiben, politisch korrekt.«* Da sie sich für wertlos halten, zudem Angst vor allen möglichen Dingen haben, fühlen

> Burschen wachsen heran in Familien, in denen die Gestalt des Vaters abwesend ist, und wo es gegenüber der Mutter und allen mütterlichen Figuren tiefsitzende Ambivalenz und Haß gibt.

sie sich gezwungen, sich nahtlos in die Masse der politisch Korrekten einzureihen. Und da sie keine Individuen sind, keine »eigenständige, vollständige Rolle« spielen, äußern sie auch keinerlei persönliche Ideen. Ihre bloße Existenz hängt von der Zustimmung anderer ab, daher die Notwendigkeit, Trends und gängigen Meinungen zu folgen. Und so werden sie schließlich eingewickelt in die totalitäre Norm der politischen Korrektheit.

Hoffnungslosigkeit

Mit zunehmenden Abtreibungen gibt es weniger Kinder und als Folge davon eine weit verbreitete Hoffnungslosigkeit in der Gesellschaft. Hoffnung bezieht sich auf die Erfordernis, uns selbst, unsere Errungenschaften und unsere Umwelt für zukünftige Generationen zu bewahren. Wenn jedoch die Zahl der Kinder abnimmt, ist das Bedürfnis zu bewahren geringer. Die Hoffnungslosigkeit bewirkt, daß die Menschen weniger geneigt sind, Kinder zu bekommen; mit weniger Kindern wiederum sind wir weniger hoffnungsvoll. Abtreibungsüberlebende haben darüber hinaus Mühe, sich um die Zukunft der Welt zu kümmern, da doch ihre eigene Zukunft so ungewiß war.

Wächst das Empfinden der Hoffnungslosigkeit, sind die Menschen erst recht weniger geneigt, Kinder zu bekommen. So beginnt ein Teufelskreis, den selbst finanzielle Anreize, um mehr Kinder zu bekommen, nicht aufhalten. Abtreibungsübelebende haben Schwierigkeiten, sich mit der Zukunft der Welt zu befassen, weil ihre eigene Zukunft derart heikel ist. Ein Bericht der UNICEF über die Bedingungen Jugendlicher in den ehemaligen kommunistischen Ländern enthüllte, daß ein

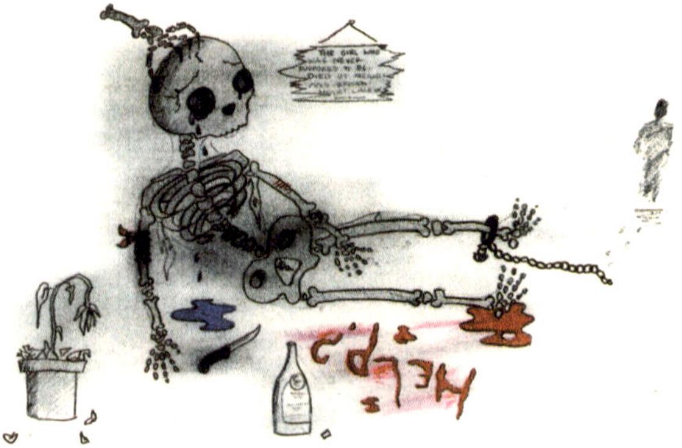

Zeichnung einer 30jährigen Abtreibungsüberlebenden, die sich im Alter von 16 Jahren bei einem Suizidversuch Rückgratverletzungen zuzog.

Viertel der 65 Millionen Jugendlichen in diesen Ländern weder einer Arbeit nachgeht noch studiert. Drogenkonsum und Selbstmorde erleben eine alarmierende Steigerungsrate. In China rangiert der Suizid unter den Hauptursachen für den Tod Jugendlicher (wobei diese Jugendlichen, aufgrund der Ein-Kind-Politik Chinas, nahezu alle bereits zu den Abtreibungsüberlebenden zählen). Auf China fallen 44 % aller Selbstmorde weltweit und mehr als die Hälfte aller weiblichen Suizide[15].

15 Dr. Michael R. Phillips, Lancet, 2002; 359: 813–814, 835–840.

Realitätsverlust und Einbuße fundamentaler Leitbilder

Wir haben bereits den Realitätsverlust, der sich von den tiefgehenden Konflikten während der Kindheit ableitet, beschrieben. Liebe, Familie, Elternschaft, Mutter, Vater – dies alles sind Vorstellungen und Leitbilder, die durch die Abtreibung verzerrt werden. Dieser Verlust der Leitbilder, die in der Evangelisierung üblicherweise benutzt werden, ist bedeutsam, und Christen müssen sich damit befassen. Eine echte Demokratie wird nämlich solcherart verunmöglicht. Regierungen herrschen dann entweder durch Gewalt oder durch Verführung.

Ansteigende Grausamkeit

Wenn unschuldige Kinder jeden Tag in Spitälern, rund um den Globus, zerstückelt werden, während andere so weitermachen, als sei nichts geschehen, dann ist es kein Wunder, daß es eine ansteigende Spirale der Grausamkeit gibt. Es ist kein bloßer Zufall, daß die furchtbarsten Genozide der letzten Jahrzehnte damit einhergingen, andere Menschen zu zerstückeln: in Ruanda mit Macheten, in Bosnien mit Kettensägen. Niemals zuvor in der Geschichte der Menschheit gab es eine solche Gewalt und Grausamkeit. Kinder begehen nun abscheuliche Verbrechen an Babies, an anderen Kindern und an gebrechlichen alten Menschen. Eugenische Maßnahmen – das Töten irgendeiner Person wegen irgendeiner Behinderung –

> Drogenmißbrauch und Selbstmorde verzeichnen einen alarmierenden Zuwachs.

nimmt überhand. Euthanasie ist die logische Konsequenz einer Gesellschaft, die sich im Wesentlichen aus Abtreibungsüberlebenden zusammensetzt.

Materialismus

Da Kinder keinen eigenen, unveräußerlichen Wert mehr haben, hängt ihr Wert nun von dem ab, was sie besitzen. Nur durch Besitz haben sie einen Wert in den Augen der anderen. »Ich bin, was ich besitze.« Diejenigen, die nichts besitzen, haben keinen Wert. Sie sind wie wertloses Eigentum und können entsorgt werden. Euthanasie ist eine offensichtliche Antwort auf die »Überbevölkerung« durch alte Menschen. Sie ist die offensichtliche Antwort von Menschen mit ambivalenten Gefühlen ihren Eltern gegenüber und einem Mangel an Sorge um andere, sowie von Menschen, die das Geld begehren, welches die Eltern womöglich haben.

Flucht in Drogen, Traumwelten und eine Kultur des Todes

Die Wirklichkeit, mit der ein Abtreibungsüberlebender zurechtkommen muß, übersteigt das normale menschliche Verständnis. Daher rührt die Versuchung, in eine Welt zu flüchten, die weniger erschreckend ist. Vorzugsweise flirtet man mit dem Tod, denn auf diese Weise hat man eine gewisse Kontrolle über den Zeitpunkt, da er eintritt. *»Mein Körper ist wie eine leere Hülle, wertlos. Ich spüre nicht, daß ich in meinem Körper lebe.«* Abtreibungsüberlebende haben zahlreiche Süchte: Drogen, Alkohol, Pornographie, Cyberspace (virtuelle Computerwelten), selbst Sucht nach Therapien. Es ist einfacher, sich eine Beziehung in der Phantasie auszumalen, als sich mit realen menschlichen Beziehungen auseinanderzusetzen.

New-Age-Philosophien

»Jedes Schicksal ändert sich in jedem Augenblick. Wir können unsere Meinung und darum auch unsere Zukunft jederzeit ändern ... Kollektiver Wille offenbart die Schatten des Morgens ... Gott ist im Innern ... Ich vermag alles zu kontrollieren ... Ich brauch' es, mit Macht ausgestattet zu sein ...«

Die Wörter oder Begriffe, welche mit der New-Age-Philosophie assoziiert sind, etwa: totales Bewußtsein, der Wille als Schöpfer aller Dinge, Selbst-Verwirklichung, kosmische Dimension usw., sind anziehend für Abtreibungsüberlebende, die so hart darum ringen, in Erfahrung zu bringen, wer sie wirklich sind. Der Tod ist irreal; alles ist eins und wirkt synergetisch zusammen in der Gottheit; wir sind göttliche Geschöpfe, die die Wahl getroffen haben, als körperliche Wesen zu existieren; es gibt in diesem Leben keine Opfer, nur Chancen; wir vermögen die Wirklichkeit mittels der Kräfte der universalen Geistigkeit zu kontrollieren – diese zentralen New-Age-Botschaften sind äußerst einflußreich in Anbetracht der Konflikte, mit denen Abtreibungsüberlebende zu tun haben und die wir beschrieben haben. Wenn man das psychologische Profil eines Abtreibungsüberlebenden (PASS) versteht, dann hat man keine Mühe, den Erfolg der New-Age-Philosophien nachzuvollziehen. Die Auslöschung der individuellen Person, das Gefühl der eigenen Macht, welches man sich durch den Gebrauch bestimmter Methoden aneignen kann, sowie der Mangel an Wirklichkeit und Verantwortung sind allesamt »Versuchungen« für unsere verwundete Generation.

»All dieser Gott- und Jesusmist ... sie machten mir weis, ich würde zur Hölle fahren. Da war so viel Angst und Haß in mir. Durch Re-Inkarnation bekam ich endlich etwas Kontrolle. Ich selbst konnte das nächste Leben auswählen. Ich mußte einfach mitbekommen, daß ich was kontrollieren kann, das half mir, um nicht überwältigt zu werden von dem Haß, den ich aufgrund des Mißbrauchs fühlte.«

Was New Age betrifft, so ist es ein Milieu, eine Atmosphäre, in der religiöses Empfinden stark fragmentarisiert wird, sowohl hinsichtlich des objektiven Ziels wie hinsichtlich der religiösen Gefühle. New Age verneint die persönliche Gottesbeziehung, welche Verpflichtungen im Leben nach sich ziehen würde. Der Tod wird geleugnet, da er zu furchterregend ist; mein Geschwister, mein Kind wird wiedergeboren, lebt weiter in irgendeiner anderen Form. Zwischen Menschen und anderen Lebensformen gibt es nur wenige Unterschiede, alles gehört zu einer Art lebendigen »Ursuppe«.

Der Realitätsverlust und der Mangel an Verantwortung sind allesamt »Versuchungen« für unsere verwundete Generation.

Man darf die diabolischen Verbindungen, die Abtreibungsüberlebende herstellen, nicht unterschätzen. Oftmals haben sie das Gefühl, daß die Anwesenheit ihrer abgetriebenen Geschwister eine dämonische Macht ist, die ihr Leben bedroht. Ihr Geschwister ist wütend auf sie, weil sie leben und nicht dafür gesorgt haben, es vor der mörderischen Tat der Eltern zu beschützen. Durch die Herstellung diabolischer Verbindungen glauben Abtreibungsüberlebende, Macht und Kontrolle über die Situation zu gewinnen. Ihre Schuldgefühle verurteilen sie, und sie haben die Empfindung, bereits verdammt zu sein.

Äußerst gemischte Gefühle gegenüber Gott

Viele Abtreibungsüberlebende sind skeptisch hinsichtlich des Vorhandenseins von Liebe, weil eben diejenigen, die sie hätten lieben sollen, und die zudem häufig sagen, genau das zu tun, tatsächlich die sind, welche ihre Geschwister umbrachten oder ernsthaft in Erwägung zogen, sie umzubringen. Wenn die Liebe ihrer Eltern sich derart ausdrückte, daß sie das Leben eines ungeborenen Geschwisterchens beendeten, dann halten sie es nahezu für ausgeschlossen zu glauben, daß Gott, der Vater, Liebe ist. Da das Auseinanderbrechen von Familien so häufig geworden ist, ist es unwahrscheinlich anzunehmen, daß die Menschen eine rechte Vorstellung davon haben, wie familiäre Beziehungen eigentlich sein sollten. Wenn Abtreibungsüberlebenden erzählt wird, Gottvater liebe sie, dann sind sie oft dermaßen skeptisch, daß sie noch nicht einmal herauszufinden suchen, ob er sie tatsächlich liebt.

Das überwältigende Gefühl existentieller Angst führt zur Kultur des Todes. Abtreibungsüberlebende gehen rücksichtslos mit ihrem eigenen Leben und mit dem Leben anderer um. *»Das Leben ist billig, wertlos.«* Sie sind fasziniert vom Tod. Zwar fürchten sie, zerstört zu werden, doch zugleich sind sie davon angezogen. Einerseits haben sie, wie die meisten Überlebenden, die

Empfindung, schier unbesiegbar zu sein (denn einst sind sie dem sicheren Tod entronnen); andererseits jedoch flirten sie unausgesetzt mit dem Tod. Es hat beinahe den Anschein, als ob sie es bräuchten, den Tod andauernd herauszufordern, »seine Arbeit zu tun«, um so zu beweisen, daß sie tatsächlich am Leben sind (Beispiele sind etwa rücksichtsloses Autofahren, Konsum von Rauschgiften, Sex mit wechselnden Partnern trotz Aidsrisiko, etc.).

Abtreibungsüberlebende spielen mit ihrem Leben und dem Leben anderer fortwährend *Russisches Roulette.* Merkwürdigerweise haben sie zugleich eine tiefe Angst vor dem Tod, der für die meisten totale Auslöschung bedeutet. Da sie unfähig sind, ihr zukünftiges Leben zu entwerfen, haben sie vermutlich auch Schwierigkeiten, ihr Leben in der Ewigkeit sich vorzustellen. In Anbetracht ihrer Sehnsucht nach Regression, stellt der Tod häufig die Rückkehr in einen Zustand der vollkommenen Nicht-Existenz dar oder die Verschmelzung (Fusion) mit dem Nirvana, in dem sie jede Individualität einbüßen. Es ist nicht überraschend, daß typisches New-Age-Gedankengut sowie manche östlichen Religionen eine große Anziehungskraft auf Abtreibungsüberlebende ausüben.

Die Darstellung des leidenden Christus am Kreuz ist bisweilen für etliche Abtreibungsüberlebende äußerst bedrückend. Es läßt sie daran denken, wie ihr Bruder oder ihre Schwester gelitten haben, als diese für sie grausam starben. Protestantische Pastoren, ebenso wie katholische Priester, beobachten, daß Abtreibungsüberlebende stärker von einem machtvollen, triumphierenden, auferstandenen Christus angezogen werden.

Abtreibungsüberlebende würden liebend gerne daran glauben, des ewigen Lebens versichert zu sein durch den Glauben an den Sohn Gottes, aber es fällt ihnen schwer zu verstehen, warum ein liebender Vater seinen einzigen Sohn senden konnte, damit dieser für andere leide und sterbe. Eine Erklärung für sie sollte darum einschließen, daß Gott das sichere Wissen hatte, daß Jesus nicht im Tod bleibt, sondern in Macht und Herrlichkeit aufersteht. Sollte sich jemand an besagten Stellen des Evangeliums stoßen, dann sollten diejenigen, welche die betreffende Person unterrichten, gewarnt sein, daß sie es mit großer Wahrscheinlichkeit mit einem Abtreibungsüberlebenden zu tun haben. Und es wäre ratsam, nicht einfach mit dem Bibelstudium fortzufahren, sondern eine Zeitlang zu versuchen, mehr über den Hintergrund der betreffenden Person zu erfahren, insbesondere, ob sie etwa jemals vermutet habe, daß ihre Mutter eine Abtreibung hatte. Die Erleichterung, endlich darüber reden zu können, ein Abtreibungsüberlebender zu sein, sowie das wachsende Vertrauen, welches sich einstellt, wenn man verstanden wird, machen es schließlich viel einfacher zu erläutern, daß Gott, der nie den Tod von jemandem will, sich danach sehnt, daß ihn alle als Erlöser und Freund erfahren.

> Viele Abtreibungsüberlebende sind skeptisch hinsichtlich des Vorhandenseins von Liebe.

Diejenigen, welche die Freude und den Frieden der Versöhnung und die Erlösung durch Jesus Christus finden, berichten über ein tiefgreifendes Empfinden des

Friedens und der Geborgenheit. Dies ist ein Grund dafür, warum *Hope Alive* sowohl auf Prinzipien der Heiligen Schrift wie auch auf wissenschaftlichen Grundsätzen basiert. Wenn Teilnehmer der *Hope Alive*-Gruppengespräche erfahren, daß sie »willkommen« sind, und den mühseligen Prozeß der Versöhnung durchlaufen – mit denjenigen, von denen sie verletzt wurden, wie mit denjenigen, die sie verletzt haben –, den Prozeß des Verzeihens und des Erlangens von Verzeihung, dann nehmen sie wahr, daß Gottes Art, Versöhnung zu stiften, durchaus Sinn macht. Sie finden dann in Gott einen wunderbaren Freund und Bruder, jemanden, der sie nie im Stich läßt und der stets für sie kämpft.

Behandlung

Prävention

Um dem schrecklichen und häufigen Zustandekommen von Abtreibungsüberlebenden vorzubeugen – dazu bedarf es weniger Abtreibungen. Dazu gibt es viele Möglichkeiten; wir vermuten jedoch, daß die beste Vorgehensweise darin besteht, das Bewußtsein anzuheben, wie wertvoll und notwendig Kinder sind. Abtreibungsüberlebende haben tief verwurzelte Konflikte, welche aufgelöst werden können durch eine Kombination von *Hope Alive*-Gruppentherapie, durch das Erlernen neuer Verhaltensweisen, durch das Verständnis für die zufälligen Ereignisse und Wechselfälle im Umfeld und durch spirituelle Heilung. Versuchen Sie, kleine Kinder in Ihrem Namen und im Namen ihres großen Schöpfers Jesus willkommen zu heißen, und dann schauen Sie zu, wie sie über das ganze Gesicht strahlen.

Bei einer Schwangeren (ihre Erlaubnis vorausgesetzt) können Sie aufmerksam deren sich wölbenden Schwangerenbauch anschauen und sagen: »Hallo, kleines Geschöpf da drinnen. Ich bin der Jason und ich heiße dich willkommen in meinem Namen. Ich bin so froh, daß es dich gibt. Gott hat dir das Recht auf Leben gegeben und all das zu werden, wozu du geschaffen bist. Und ich heiße dich willkommen auch in Jesu

Namen. Er ist sehr froh, daß Er dich geschaffen hat. Er baut keinen Mist. Und wenn du willkommen bist im Namen Jesu, dann bist du auch willkommen im Namen Gottes, Seines Vaters. Ich freue mich darauf, dich eines Tages zu sehen. Bis dann.«

In meiner Erfahrung geschieht dann fast immer folgendes: die Mütter zeigen ein strahlendes Lächeln, und die Väter schmunzeln bestätigend.

Tun Sie Ihr Bestes, um den diabolischen Begriff »jedes Kind ist ein Wunschkind« bzw. »das erste Recht eines Kindes ist, erwünscht zu sein« aus der Welt zu schaffen. Diese Begriffe stammen von Margret Sanger, der Gründerin von *Planned Parenthood*.[16] Sie war eine große Bewunderin von Hitler, verbissene Eugenikerin, Okkultistin, Verführerin wohlhabender Männer und massive Befürworterin der Abtreibung. »Wunschkind« – dies ist vermutlich der schädlichste böse Begriff, der je zusammengebraut wurde. Er bedeutet, daß nur sogenannten Wunschkindern das Überleben gestattet werden sollte. »Erwünschtheit« wurde das Kriterium, welches darüber bestimmt, wer leben darf und wer zu sterben hat. Ist es so verwunderlich, daß Abtreibungsüberlebende verzweifelt danach streben, erwünscht und anerkannt zu sein, und daß sie verzweifelt zu gefallen versuchen, sowie eingeschüchtert sind, wenn sie jemanden vor den Kopf stoßen?

---

16 Anm. d. Übersetzers: *International Planned Parenthood Federation* (IPPF) ist der weltweit größte Abtreibungskonzern, der gezielt und systematisch Abtreibung, Kontrazeption und Sterilisation verkauft. Der deutsche Ableger des Abtreibungskonzerns ist *pro familia*, der österreichische Ableger ist die *Österreichische Gesellschaft für Familienplanung*.

Willkommen geheißen werden ist etwas gänzlich anderes. Man ist willkommen ganz einfach deshalb, weil man da ist. Es spielt keine Rolle, ob man erwünscht ist oder nicht. Du hast ein von Gott gegebenes Recht auf Leben, das dir niemand nehmen kann, ohne sich den Zorn des allmächtigen Gottes zuzuziehen, der dich erschaffen hat und der dir dieses unveräußerliche Recht schenkte.

Psychotherapie

Hope-Alive-Gruppentherapie[17] ist sowohl effektiv, als auch effizient für die Verständnisbildung und die Symptomerfassung bei Abtreibungsüberlebenden. Freilich muß angemerkt werden, daß die Wunden von Abtreibungsüberlebenden von allen Konflikten und Traumata, die ich in 52 Jahren einer von Gott gesegneten Tätigkeit als Psychiater angetroffen habe, die tiefsten und am meisten behandlungsresistenten sind. Oft ist eine zweite *Hope-Alive*-Gruppentherapie indiziert, und selbst dann tauchen die obsessiven Fragen auf, etwa:

»Wie konnten bloß meine liebevollen Eltern meine Geschwister umbringen? Sie sagen mir sogar, sie hätten es aus Liebe für mich und aus Sehnsucht nach mir getan. Wenn das Liebe ist, was ist dann Haß? Worte, denen ich bislang vertraute, haben sich in ihr Gegenteil verkehrt. Das ergibt keinen Sinn. Nichts ergibt einen Sinn. Ich wünschte, jemand könnte mir dieses hintergründige Rätsel erklären. Ich wollte, ich könnte das alles loslassen. Aber diese Fragen sind an der Wurzel meiner Existenz. Ja, sie sind an der Basis aller Überlegungen

17 S. Fußnote 13.

über die menschliche Existenz. Meine Fragen sind die Fragen aller, selbst wenn sie das nicht begreifen.«

Auf die Teilnahme an einer *Hope-Alive*-Gruppe sollte eine spezielle Form von Familientherapie folgen, welche den Kindern hilft, all diese Pseudo-Geheimnisse zu bewältigen, und ihnen die Möglichkeit gibt, ihre Eltern zur Rede zu stellen, ihnen die Wahrheit abzuverlangen und dabei zu lernen, die gewaltige Masse an Zorn und Angst, die sie zeit ihres Lebens mit sich herumgetragen haben, auszudrücken.

Eltern müssen lernen, wie sie ihren Kindern Abbitte leisten und helfen können, die zahlreichen unaufgearbeiteten Emotionen aufzufangen und zu verarbeiten. Sie müssen lernen, ehrliche Beziehungen zu knüpfen, die auf Redlichkeit und Offenheit gründen. Ich schlage jedem Elternteil vor, ein Kind nach dem anderen auf eine Camping- oder Segeltour oder auf einen kurzen Missionseinsatz mitzunehmen. Gespräche sollten dabei wenig Raum einnehmen, das gegenseitige Helfen und sich Schützen sollte im Vordergrund stehen. Die Segeltour sollte herausfordernd sein, und der Missionseinsatz sollte an einem abgelegenen Platz in der Welt stattfinden, dort, wo Gefahren dafür sorgen, daß wirklich einer auf den anderen schaut. Die Familie sollte daraufhin gemeinsam in ein Projekt eingebunden werden, welches zum Ziel hat, eben den Problemen vorzubeugen, die sie in Schwierigkeiten gebracht haben.

Eine fortlaufende Psychotherapie kann hilfreich sein; Therapeuten müssen allerdings auf der Hut sein, daß sie nicht unbeabsichtigterweise einer Abhängigkeit Vorschub leisten, bei der der Therapeut zum Ersatz für die ideale Mutter wird. Das würde nahezu immer in einer riesigen Enttäuschung enden. Weitaus besser ist es, dem Abtreibungsüberlebenden zu helfen, sich mit seinen existentiellen Fragen weiterhin auseinanderzusetzen, und dies sowohl auf intellektueller Ebene wie auch auf der Ebene der Erfahrung. Die schmerzhaften Dilemmata scheinen nie vollständig auflösbar zu sein; doch das Suchen nach Antworten liefert Einsichten, die einem jeden zugutekommen können. Während überaus harten Zeiten, etwa wenn eine Frau darauf kommt, daß sie wahrscheinlich für den Rest ihres Lebens allein bleiben wird, kann die Einbindung in eine christliche Gemeinschaft sehr aufbauend sein.

Ebenso schwierig ist es, mit der Bitterkeit Männern gegenüber fertig zu werden. Ein Mann ließ ihre Mutter im Stich gerade zu dem Zeitpunkt, als sie am meisten Zuneigung und Schutz brauchte. Kein Mann war da, der angeboten hätte, für das »unerwünschte« Kind zu sorgen, falls nötig. Männer taten wenig, um die Regierung davon abzuhalten, Abtreibung zu erlauben oder gar zu fördern. Männer ließen es an finanzieller Unterstützung für die arme schwangere Mutter fehlen. »Männer sind Versager, dennoch sehne ich mich nach einem Mann, der immer für mich da ist.«

Eine hoher Prozentsatz von Drogenabhängigen besteht aus Abtreibungsüberlebenden. Wir haben für junge Drogenabhängige ein Rehabilitationsprogramm ins Leben gerufen, das auf einem Schiffsaufenthalt und einem Segeltraining basiert. *Horizons Unbound Rehabilitation and Training Society* ist sorgfältig darauf abgestimmt, die komplizierten Konflikte eines »erwünschten« Abtreibungsüberlebenden anzugehen und zu lösen, wenn jegliche Art formaler Beratung den

Verstehenshorizont des Betreffenden komplett übersteigt. Ein Teil des Trainingsprogramms besteht darin, daß für eine kurze Zeit die 12–15jährigen bewußt den Widrigkeiten eines stürmischen Ozeans ausgesetzt werden. Der Kapitän und die Mannschaft wissen natürlich, daß alles in sicheren und wohlgeordneten Bahnen verläuft. Der Jugendliche jedoch ist sicher, daß das Schiff sinken und er selbst im kalten Naß umkommen wird. Genau an diesem Punkt beginnt der 12jährige sich zu wünschen, doch an seinem Leben festzuhalten statt es durch Drogen wegzuwerfen. Wenn das Leben wieder kostbar wird, dann ist es um so viel einfacher, jungen Abtreibungsüberlebenden die unterschwellige Dynamik von PASS verständlich zu machen, daß nämlich das »unerwünschte« Geschwisterchen sein Todesurteil an ihn weitergegeben hat.

Spirituelle Heilung

Abtreibungsüberlebende müssen fähig werden wahrzunehmen, daß es elterliche Liebe wirklich gibt. Wenn sie das bei Menschen wahrnehmen, dann können sie auch nachvollziehen, daß Gott, unser Vater, ihnen gegenüber liebevoll sein kann. Es ist notwendig, daß sie verstehen, daß sie in Gottes Familie willkommen sind und daß dann, wenn Gottes Geist in ihnen ist, ihr Leben Ziel, Freude und Sinn empfängt. Erlösung durch Jesus Christus ist beides: die Ursache und die Wirkung im Heilungsprozeß.

Schlußfolgerung

Abtreibungsüberlebende sind reale Personen mit dringenden, ernsthaften Konflikten, die oftmals soziale, psychiatrische und medizinische Probleme zur Folge haben. Diese erwachsen aus der Tatsache, daß Menschen mit PASS eine Situation überlebt haben, in denen ihre Geschwister oder andere grausam umgebracht wurden. Es gibt mindestens zehn (bzw. elf) Arten, wie man zu einem Abtreibungsüberlebenden werden kann, und dies hat etwas differierende Symptome zur Folge. Die Kernkonflikte stammen von ihren Überlebensschuldgefühlen, ihrer existentiellen Angst sowie ihrem enormen Mißtrauen sich selbst und anderen gegenüber. Die Behandlung ist nicht einfach, gleichwohl gibt es Hoffnung und Heilung.

Die gesellschaftlichen Ausprägungen im Verhalten mögen von großer Bedeutung sein, insonderheit wenn 80 % der Osteuropäer, 70 % der Nordamerikaner und 85 % der chinesischen Bevölkerung und somit ein hoher Prozentsatz der Weltbevölkerung Abtreibungsüberlebende sind. Und es mag in einem jeden dieser Gebiete ein starker Wechselbezug zwischen den sozialen und den ökonomischen Schwierigkeiten bestehen. Es ist nicht möglich, bei sinkender Bevölkerung eine erfolgreiche Marktwirtschaft aufrechtzuerhalten. Alle Anstrengungen, höhere Fruchtbarkeitsraten zu stimulieren, werden hauptsächlich daran scheitern, daß Abtreibungsüberlebende keine eigenen Kinder haben wollen. Menschen, die an PASS leiden, sorgen sich wenig um ihre Zukunft und noch weniger um die Zukunft ihres Landes. Sie sparen nicht, weil sie dazu neigen, hedonistisch zu sein. Hart arbeiten tun sie nicht, sie wollen essen, trinken und in brüllendes, dumpfes Gelächter ausbrechen, denn morgen hoffen sie, tot zu sein, nicht, weil sie tot sein wollen, sondern weil zu leben für sie eine Hölle ist. Da sie mißtrauisch sind, muß jeder Vertrag zwischen den Zeilen abgesteckte Richtlinien enthalten. Sie gehen keine geschäftlichen Partnerschaften ein, weil ein Auflösen der Partnerschaft so schmerzhaft wäre. Indem sie die Dinge allein in Angriff nehmen, gehen sie bei weitem zu viele finanzielle Risiken ein. Wenn ihre geschäftlichen Unternehmungen scheitern, fangen sie schwerlich neu an, da sie hinsichtlich der Zukunftsaussichten so pessimistisch sind. In ihrem Konsumentenverhalten leben sie weit über ihre Verhältnisse, weshalb sie fortwährend in Schulden sind und als »erhöhtes Risiko« eingestuft werden, folglich auch als nicht kreditwürdig gelten. All zu leicht geben sie vollständig auf und machen geltend, daß »Vater Wohlfahrtsstaat« den Rest ihres Lebens für sie aufkommen muß.

Eine ernste Mahnung

Es scheint, daß wir uns auf eine human-ökologische Katastrophe zu bewegen. Ohne ein Eingreifen Gottes, welches uns vor den natürlichen Konsequenzen unserer eigenen Dummheit rettet, ist es ziemlich wahrscheinlich, daß wir das Menschengeschlecht zerstören werden. Dies wird dann die natürliche Folge davon sein, daß wir eine ganze Anzahl empfindlicher Gleichgewichte durcheinandergebracht haben. Es ist nur dank Seiner Gnade und Barmherzigkeit, daß wir bislang so gut überlebt haben.

Wie kann man diesem Geschehen vorbeugen?

Bereuen

Auf tiefgreifende, allseitige Probleme haben wir nicht entschieden und schnell genug reagiert. Wir haben uns der Passivität schuldig gemacht. Wenn es um Leben und Tod geht, gibt es keine unschuldigen Zuschauer; Millionen Kinder sterben durch Abtreibung und Millionen werden Abtreibungsüberlebende. Obgleich wiederholt gewarnt wurde, sind die Szenarios derart verstörend, daß die meisten Leute nicht mal eines von ihnen prüfen wollen. Seit über dreißig Jahren haben wir in wissenschaftlichen Journalen, Fachtagungen, großen Versammlungen von Laien und vor ausgesuchten Führungspersönlichkeiten die immer selbe Botschaft laut hinausgerufen: »Wachen Sie auf, geben Sie sich selbst einen Ruck und schauen Sie sich genau an, was Abtreibung der Menschheit antut.« Doch sehr wenige haben zugehört und noch weniger haben reagiert.

Warnen

Wir müssen der ganzen Welt aufzeigen, daß das, worum es hier geht, unsere menschliche Ökologie schwerwiegend betrifft. Wir hoffen, daß dann, wenn wir den

Sachverhalt von einem ökologischen Blickwinkel aus betrachten, PASS besser verstanden wird. Jedenfalls sollte dies der Fall sein!

Kinder hochachten

Wir müssen die Wertschätzung von Kindern wieder vergrößern. Wenn Kinder mehr geschätzt werden, dann verbringen Menschen mehr Zeit und Mühe damit, sich um sie zu kümmern. Sie werden aufmerksamer auf all die Faktoren achten, welche sich auf das Gemüt und das Wohlergehen von Kindern auswirken. Man sollte meinen, daß dies bei abnehmendem Bevölkerungswachstum, welches die Wirtschaft so negativ beeinträchtigt, sofort geschieht. Und es gibt auch vereinzelte Hoffnungsschimmer; aber nahezu alle Länder stolpern blindlings in die Dämmerung ihres Untergangs hinein.

Wunden heilen

Wenn diejenigen, die am ernsthaftesten verletzt wurden, selbst nur teilweise Heilung erfahren, dann drückt sich dies in einer überwältigenden Freude aus, die sehr ansteckend ist und in ihrer Folge Hoffnung erwecken könnte. Wenn niemand sonst das massenhafte Abschlachten ungeborener Kinder zu stoppen gedenkt, dann sind es die Abtreibungsüberlebenden, die eindringlich und stichhaltig darüber Auskunft geben können, was wirklich geschieht.

Training in Gruppenberatung

Es ist dringend notwendig, Gott, der Menschen mit PASS heilen will, darin zu unterstützen. Dies kann jedoch allem Anschein nach nicht individuell erfolgen, sehr wohl jedoch in Gruppen. Deshalb geben wir vom *Mount Joy College*[18] derzeit in einer Vielzahl von Ländern Lehrkurse in Gruppenberatung. Die neuen Gebäude am Gipfel unseres kleinen Bergs bieten zudem einen idealen Platz, um die aufwendigen Methoden der *Hope-Alive*-Beratung zu unterrichten.

Stop den Wunschkindern

Ein jeder in gleich welcher Kultur muß damit aufhören, Kinder haben zu wollen, weil sie erwünscht sind. Wir alle müssen damit aufhören, Kindern zu erzählen, wie sehr »ich Dich wirklich wünschte.« Sagen Sie zu einem jedem Kind, daß es willkommen ist: Auch wenn du eine Überraschung warst – als ich hörte, du seist unterwegs, habe ich meine eigenen Vorstellungen mal zurückgestellt, bin ein Stück erwachsener geworden und hieß dich willkommen genau so, wie du bist.

Willkommen heißen

Heißen Sie im Namen Jesu Christi jedes Kind willkommen, unabhängig von Geschlecht, Größe, Intelligenz

---

18 Das *Mount Joy College* ist ein vom Ehepaar Ney gegründetes Ausbildungs- und Therapiezentrum in Kanada, British Columbia, welches sich auf christlicher Basis und mit den Mitteln wissenschaftlicher Forschung sowie qualifizierter therapeutischer Betreuung den Opfern von Mißbrauch, Vernachlässigung und Abtreibung widmet. Siehe dazu die entsprechende Homepage: http://www.mtjoycollege.com/index-1.htm

oder Rasse und unabhängig davon, ob es nun paßt oder nicht. Da ihr Schöpfer jedes dieser Kinder so einzigartig erschaffen hat, gibt es keine Fehler. ER wird zu Ihrem Willkommenheißen stets das Seine hinzutun, und zwar für jedes Kind, ungeachtet seiner Größe, seines Geschlechts, seiner Intelligenz oder seiner Unversehrtheit.

ANMERKUNG DER ÜBERSETZUNG:
In der kanadischen Originalausgabe folgt an dieser Stelle ein Anhang, in dem die Studie von:

Ney, P. G., Sheils, C.,
Post-Abortion Survivor Syndrome:
Signs and Symptoms

abgedruckt ist, samt ausführlicher Erhebungsdaten (Tabellen) und Literaturverzeichnis. Der Abdruck dieser Studie hätte den Zweck der vorliegenden Übersetzung, die einen ersten Einblick in das Thema geben will, überstiegen. Bei Interesse an dieser Studie und an weiterführender Literatur wende man sich bitte an:

Mount Joy College International Office
P. O. Box 27103
772 Goldstream Avenue
Victoria, B. C. Canada V9B 5S4
Tel: (250) 642-1848
Fax: # (250) 642-1841
Email: mtjoycollege@islandnet.com

Bibliographische Hinweise

Aus der umfangreichen wissenschaftlichen Publikationstätigkeit von Philip G. Ney und Marie A. Peeters-Ney seien hier einige Titel aufgelistet:

Ney, Philip, Relationship between abortion and child abuse, in: Canadian Journal of Psychiatry 1979; 24: 610–620.

ders., A Consideration of Abortion Survivors. Child Psychiatry and Human Development. 1983; 13: 168–179.

ders., Emotional and Physical Effects of Pregnancy Loss on the Woman and Her Family: A Multicenteed Study of Post-Abortion Syndrome and Post-Abortion Survivor Syndrome, in: Mannion, Michael T., (Hg.), Post-Abortion Aftermath: A comprehensive consideration. Writings generated by various experts at a ›Post-Abortion summit conference‹, Kansas City/MO 1994, 69–87.

ders., Deeply Damaged. An Explanation for the Profound Problems Arising from Aborting Babies and Abusing Children, Pioneer Publishing: Victoria, Canada [3]1998.

ders., Fung T., Wickett A. R., Relationships between Induced Abortion and Child Abuse and Neglect: Four Studies, Pre and Perinatal Psychology J. 1993; 8: 43–63.

ders., Fung T., Wickett A. R., et al., Effects of pregnancy loss on women's health. Soc Sci Med 1994; 38(9): 1193–2000.

ders./Anna Peeters, Ending the Cycle of Abuse: The Stories of Women Abused as Children and the Group Therapy Techniques That Helped Them Heal, New York 1995.

ders./Marie A. Peeters, The Centurion's Pathway. A Description of the Difficult Transition for Ex-Abortion Providers or Facilitators, Victoria/British Columbia ²1997.

ders./dies., How to talk with your children about your abortion. A practical guide for parents, Victoria, British Columbia ²1998 (dt. Ausg.: Mit Kindern über verlorene Geschwister reden. Was kommt nach der Abtreibung? Eine Gesprächshilfe für Eltern, AGAPA Deutsche Schweiz, o. O., o. J.).

ders., Gajoyw M., Sheils C. K., Post-Abortion Survivor Syndrome: Signs and Symptoms, Southern Med J. 2006; 99: 11–12.

ders./Marie Peeters, Ein neuer Weg zum Verständnis des Post-Abortion-Syndroms, in: Stiftung »JA ZUM LEBEN – Mütter in Not« (Hg.), Myriam … warum weinst du? Die Leiden der Frauen nach der Abtreibung, Uznach o. J., 81–105.